De la médecine à la santé

Pour une réforme
des études médicales
et la création
d'universités de santé

De la médecine à la santé

Pour une réforme des études médicales et la création d'universités de santé

Jean-François MATTEI
Professeur de Génétique médicale,
CHU de Marseille

Jean-Claude ÉTIENNE
Professeur de Médecine interne,
CHU de Reims

Jean-Michel CHABOT
Maître de conférences de Santé publique
CHU Necker-Enfants Malades

Flammarion

ISBN : 2-08-201634-X

Printed in France

SOMMAIRE

Avant-propos et remerciements IX
Introduction XIII

PREMIÈRE PARTIE

Évolutions et dérives de la médecine : constat et enjeux

LE CONSTAT 3

L'exercice médical 3
Dérive technologique et déshumanisation 3
Dérive économique et encadrement 5
Dérive médiatique et faux-semblants 8
Dérive administrative et déresponsabilisation 9

Les droits des personnes malades 12
Le droit d'être écouté 13
Le droit à la santé 14
Le droit de savoir 15
Le droit à la sécurité 17

Les devoirs du politique 18
Le choix d'un système entre étatisation et privatisation 18
La régulation entre maîtrise comptable et médicalisée 21
Globaliser l'approche de la santé 23
Distinguer entre délinquance et maladie 24

LES ENJEUX 27

La place de la santé dans les choix de la nation 27
La place du médecin dans la société 32
La formation des médecins et la culture-santé 33

DEUXIÈME PARTIE

Formation actuelle des médecins

LA FORMATION INITIALE 39

Les trois premières années de médecine 39
Première année du premier cycle 39
Deuxième année du premier cycle et première année du deuxième cycle 46

La deuxième partie du deuxième cycle 49

Le concours de l'internat 52
Présentation générale 52
Analyse critique 53

Le troisième cycle 60
Formation des médecins généralistes 60
Formation des médecins spécialistes 61

LA DÉMOGRAPHIE MÉDICALE 65

Données générales 65
Perspectives d'évolution 68

LA FORMATION CONTINUE 73

Un nouveau type de formation continue 73
L'obligation de formation continue 76
Les méthodes et moyens de la formation continue 79

LE CONTEXTE EUROPÉEN ET INTERNATIONAL .. 81

Les obligations communautaires 81
Organisation de la formation des médecins en Amérique du Nord 83

LES SIX POINTS CLÉS DE L'ANALYSE CRITIQUE DES ÉTUDES MÉDICALES 89
Singularité et cloisonnement excessifs de la formation médicale 89
Modalités de sélection pour l'entrée en PCEM2 90
Formation des futurs médecins inadaptée 91
Dysfonctionnements liés au concours de l'internat 93
Impossibilité de réorientation ou reconversion 94
Inadéquation des critères de sélection des hospitalo-universitaires 95

TROISIÈME PARTIE

Propositions pour une réforme

UN DEUG SANTÉ POUR CLÔTURER LE PREMIER CYCLE 101

DES UNIVERSITÉS DE SANTÉ 107

LE DÉFI PÉDAGOGIQUE DU DEUXIÈME CYCLE .. 111

Le double enseignement clinique et théorique 111
Les données de l'*Evidence-Based Medicine* et du cursus de MacMaster 113
Le diplôme en sciences médicales 116

Le concours de l'internat 121
Les éléments de la problématique en France 121
Un internat obligatoire pour exercer la médecine .. 122

LE TROISIÈME CYCLE 125

Le troisième cycle non-praticien 125
Le troisième cycle de médecine générale 126
Le troisième cycle de spécialités 132

LA FORMATION MÉDICALE CONTINUE 135

LES CARRIÈRES HOSPITALO-UNIVERSITAIRES .. 139

*

* *

Conclusion générale 143

Avant-propos et remerciements

Cette réflexion sur la réforme des études médicales a été suscitée par F. Bayrou, J. Barrot et H. Gaymard que nous remercions pour leur confiance. Notre travail a été grandement facilité par Ph. Thibault et par tous ceux qui, en nous rencontrant, ont bien voulu consacrer un peu de leur temps pour nous faire part de leurs propres idées sur le sujet. Qu'ils soient également remerciés pour leur disponibilité et leur participation au cours d'échanges riches sur ce sujet passionnant.

Nous avons souhaité mener ce travail à son terme, et apporter notre contribution au débat, tant il nous apparaît que l'urgence des mesures s'impose à tous. Ce sujet n'est que l'un des aspects du domaine de la santé qui constitue un formidable enjeu de société, c'est pourquoi nous avons souhaité élargir notre réflexion au-delà de la seule formation initiale, en proposant une nouvelle approche du concept « santé », englobant, certes les médecins, mais d'une façon plus générale l'ensemble du monde de la santé.

LISTE DES PERSONNES AUDITIONNÉES
(par ordre chronologique)

MM. Bernadou et Feldman (SNPHU) ;
MM.Glorion et Dubois (Conseil national de l'Ordre des médecins) ;
MM. Guiraud-Chaumeil, Even, Kuntz et Brunet (Conférence des Doyens des facultés de médecine) ;
MM. Gras, Dussuet, Baudry et Mme Chapelle (FMF) ;
MM. Auquier, Cambier, Laroche, Lechat et Rochemaure (Académie nationale de médecine) ;
M. Bouton (M.G. FRANCE) ;
MM. Maffioli, Chassang et Le Goff (CSMF) ;
MM. Kempf, Gallot et Levy (Fédération collèges français de spécialistes chirurgicaux) ;
MM. Mongiat, Artus, Legeais, Villain et Mme Fieux (ISNIH-ISNCCA) ;
MM. Zelter et Smulink (Coordination Syndicats des médecins biologistes et pharmaciens des hôpitaux publics) ;
MM. Degos et Weil (Syndicat national des médecins chirurgiens spécialistes et biologistes [SNAM]) ;
MM. Peigne et Devergie (Intersyndicat national des praticiens hospitaliers) ;
M. Frija (Fédération des sociétés savantes) ;
MM. Ghisolfi et Clavel (Conférence des présidents de commissions médicales d'établissements de centres hospitaliers universitaires) ;
MM. Boisnault et Duhot (SFMG) ;
MM. Bonet et Tobelem (UNAFORMEC) ;
MM. Hercek, Chambonnet et Gay (CNGE) ;
Mme Cazala et M. Thibault (Cabinet du ministère de la Santé) ;
MM. Kanga, Fassier, Gliksman, Bidou et Mandry (ANEMF+FEMeP) ;
MM. Martin, Pelisser et Penit (SNJMG) ;
M. Coudreau (Agence régionale d'hospitalisation d'Île-de-France) ;
M. Griscelli (INSERM) ;
M. Devulder (Haut Conseil de la réforme hospitalière) ;
M. Queneau (CSP du CNCI) ;
MM. Mallard et Ducreux (Fédération nationale des praticiens des hôpitaux généraux) ;
M. Ducros (Fédération des masseurs-kinésithérapeutes) ;
M. Lemoine (SNIP) ;
M. Cazajous (Service de santé des Armées) ;
Mmes Gironat et Mascart (Fédération nationale des associations de sages-femmes) ;

MM. Mignon et Devanlay (SNPM) ;
M. Cousteix (CNAMTS) ;
Mme Gardies (Comité d'entente des formations infirmières et cadres) ;
MM. Vigneron et Souleau (Conférence des Doyens des facultés de pharmacie) ;
MM. Choutet, Mercat et Erbs (MSA) ;
MM. Villain, Legeai et Guibal (ISNIH - ISNCCA) ;
M. Tobelem (Mission scientifique et technique) ;
M. Ménard (Conférence nationale de santé) ;
MM. Girard, Bois et Zattara (Conférence des Doyens des facultés d'odontologie) ;
MM. Berges, Vaur et Magnier (Association nationale française des ergothérapeutes) ;
MM. Gibert et Carlet (CNERM) ;
M. Feline (Collège universitaire de psychiatrie) ;
MM. Olie et Laurent (Fédération nationale des podologues) ;
Mme Conso (Coordonnateur national du DES de médecine du travail) ;
M. Lambert (Comité d'étude des formations infirmières) ;
Mme Ourth-Bresle (Fédération nationale des infirmières) ;
MM. Léger et Catalin (Syndicat national des masseurs-kinésithérapeutes) ;
M. Roustit (Fédération nationale des orthophonistes) ;
M. Ettahiri (Comité des médecins à diplôme étranger) ;
M. Crémer et Mme Ottenwaelter (Comité national d'évaluation des universités [CNE]) ;
MM. San Marco et Pous (Collège universitaire des enseignants de santé publique);
MM. Alexandre, Maldjian et Signeyrole (Instituts d'enseignement pratique de masso-kinésithérapie, pédicure, podologie) ;
MM. Vuillaume et Hocquart (UNEF-ID) ;
MM. Sainty, Fournier, Blettery, Baron, Bertrand et Simon (CNEMU) ;
M. Hermant (Fédération des psychomotriciens) ;
MM. Paparemborde et Rigal (Syndicat national des directeurs d'école de masso-kinésithérapie) ;
MM. Berland, Alicherif, Raoult, Guidicelli et Harlé (Faculté de médecine de Marseille) ;
Conseil d'UFR et Organisations étudiantes locales de Reims.

Introduction

Entre médicalisation et socialisation, la santé, et donc l'exercice de la médecine, sont aujourd'hui au carrefour des grandes mutations contemporaines.

La médecine a, peu à peu, perdu les valeurs qui ont fait d'elle, pendant des siècles, une profession privilégiée au service de l'homme. En proie à de multiples dérives, l'exercice médical a bien souvent changé de nature.

La première dérive est technologique. Ainsi, la souffrance, la vie et la mort apparaissent désormais comme des enjeux techniques qui font oublier la nature de l'homme, et donc déshumanisent la pratique médicale. L'exploit technologique que peut représenter la conception d'un enfant, la survie prolongée en soins intensifs, font parfois oublier la finalité de l'action, dans une confusion fréquente entre la fin et les moyens. Or, le médecin n'est pas un ingénieur, même s'il quitte bien souvent nos facultés, aujourd'hui, avec une formation technique et scientifique largement prédominante. La seconde dérive est d'ordre économique. Soumis à des contraintes croissantes, le médecin est devenu, par la force des choses, gestionnaire attentif et parfois même syndicaliste. Or, le monde de la médecine et celui des affaires obéissent à deux logiques différentes : il faut avoir l'esprit libre pour soigner. La dérive médiatique conduit, elle, à privilégier l'exploit devant les journalistes et les caméras plutôt que la pratique discrète empreinte du doute et de l'humilité qui honorent le médecin. Il est dangereux de confondre l'exceptionnel avec le quotidien, le sensationnel avec la simplicité naturelle. Quant à ce qu'il faut bien nommer la « dérive administrative », son résultat essentiel est d'aboutir, d'échelon en hiérarchie, de partage en collégialité, à une déresponsabilisation du médecin qui doit, pourtant, demeurer le seul à répondre devant son patient.

Face à cela, les droits du malade s'affirment à l'infini. Droit à l'accès aux soins, droit à la santé car avec le temps l'idée de maladie a glissé vers l'idée de santé, droit à la connaissance c'est-à-dire à une information objective et transparente, et désormais droit à la sécurité, comme l'indique la multiplication des affaires judiciaires relatives aux actes médicaux. Enfin, droit à l'écoute : plus que jamais en ces temps de misère et de souffrance sociales, qui ont pour corollaire obligé la médicalisation individuelle des problèmes de société, le médecin doit redécouvrir sa dimension humaniste. Celui qui consulte a besoin d'être entendu, écouté, accueilli, considéré.

Entre étatisation et privatisation, le politique doit donc désormais faire le choix d'un système de soins. Entre maîtrise comptable et maîtrise médicalisée, il lui faut à la fois réguler les dépenses de santé et appréhender de façon toujours plus globale la notion de soins, à une époque où les impératifs de santé publique se font indissociables de la sécurité sanitaire. Que penser, en outre, lorsque la frontière entre comportements délictueux et pathologiques, entre délinquance et maladie, se fait de plus en plus ténue au point que justice et médecine peuvent se confondre ?

Les enjeux sont de taille. Ils exigent de redéfinir l'importance de la santé dans les choix que va être amenée à faire la nation, ainsi que la place du médecin dans la société. Veut-on que le médecin devienne définitivement un simple prestataire de services, doublé d'un employé ?

Parce que les dépenses de santé sont au cœur du débat de société d'aujourd'hui, parce que le médecin de demain se devra d'être tout à la fois dispensateur de soins, décideur, gestionnaire conscient des besoins de la communauté et communicateur à l'écoute du malade, il est impératif aujourd'hui de reconsidérer la formation médicale, ainsi que le niveau d'éducation pour la santé de la population. S'agissant de deux domaines de connaissances et de compétences complémentaires, on comprendra que l'enjeu culturel est majeur.

Les années à venir vont redéfinir place et rôle du médecin selon une configuration nouvelle, dont le retentissement social est loin d'être appréhendé aujourd'hui dans toutes ses dimensions. Le dossier de la réforme des études médicales et de la formation des médecins, qui constitue le propos de cet ouvrage, est donc d'une brûlante actualité.

PREMIÈRE PARTIE

Évolutions et dérives de la médecine : constat et enjeux

Le constat

L'EXERCICE MÉDICAL

Dérive technologique et déshumanisation

L'explosion technologique, l'apparition d'appareillages très performants dans des domaines de plus en plus spécialisés ont peu à peu modifié, parfois jusqu'à les bouleverser, les procédures diagnostiques et thérapeutiques.

Quand autrefois le médecin utilisait son oreille pour écouter un poumon ou un cœur, quand il avait recours à son sens clinique pour rechercher les réflexes, palper les pouls ou l'abdomen, il établissait de fait un véritable contact physique avec le malade autour d'un dialogue interactif : « avez-vous mal ou non ? ». Il lui fallait entendre, voir, sentir, palper, envahir le patient au sens propre et figuré. Le patient quant à lui devait se livrer, apporter sa contribution afin d'aider le médecin à déceler son mal.

L'apparition progressive d'équipements performants tels que les appareils de l'imagerie sous toutes ses formes (échographie, scanner, résonance magnétique nucléaire), l'instrumentation à commande informatique et les robots, jusqu'à la récente irruption de la télémédecine, a rompu ce lien direct. L'interposition de la machine entre médecin et malade a modifié le dialogue interactif initial. Bien souvent la quête minutieuse et attentive de signes tourne court. Le problème se résumant à la décision du médecin de prescrire ou non tel examen complémentaire, tel bilan standard ou même un véritable « check-up ». Après tout le bilan en étant plus précis en révélera plus que le patient lui-même. Le trait est à peine forcé et ce mode relationnel se poursuit avec la délivrance des résultats qui, elle, se résume à l'alternative : « il y a, ou il n'y a pas, anomalie ». S'il n'y a pas d'anomalie cela rassure évidemment mais ne soulage pas pour autant. La technique impose son verdict : « vous avez, ou non, une tumeur », mais elle induit aussi un dialogue ramené à sa plus simple expression. Le « je ne peux rien vous dire avant les résultats » devient, une fois ceux-ci connus, « c'est normal ou c'est anormal ». Si c'est anormal, le malade entre alors dans une seconde phase technique qui est la prise en charge par une thérapeutique le plus souvent instrumentale. Si c'est normal, tout peut s'arrêter là pour la médecine, alors même que commence pour le patient une nouvelle quête solitaire devenue incongrue et indécente : « je n'ai rien et pourtant je continue de souffrir, qui peut donc m'entendre et m'aider ? ».

Le patient n'ose ni se plaindre, ni parler de sa souffrance. Ayant reçu un verdict de bonne santé de la médecine traditionnelle, il se tourne alors vers des médecines plus à l'écoute de l'individu. Comment en effet nier que si un bilan est normal, il n'y a sans doute effectivement rien d'organique, mais que derrière ce « rien » se cache en fait le besoin d'être écouté, entendu, compris, conseillé. C'est avec ce « rien » que tout commence, alors qu'avec la médecine moderne, trop souvent, tout s'arrête avec lui. L'organique ne résume pas la douleur !

Cette dérive médicale n'est pas souhaitable, même s'il est aisé de comprendre le pourquoi de cette évolution. La sophistication des outils oblige celui qui s'en sert à en connaître parfaitement le fonctionnement intime. Par conséquent, il faut au médecin une formation technologique, proche de celle du technicien ou de l'ingénieur, alors même qu'il devrait continuer d'être d'abord et avant tout un médecin.

Si l'instrument est le prolongement des sens du médecin, il ne doit pas s'y substituer ni même les occulter. Sinon, arrimé à sa machine, le médecin technicien pourrait perdre de vue la personne et le malade. Se focalisant sur un organe, il n'en retiendrait que la pathologie, oubliant là encore que cet organe appartient à une personne dans sa globalité.

L'existence de machines performantes, qui s'adressent à tel ou tel organe, à telle ou telle fonction particulière de cet organe, a tout naturellement vu s'accroître le développement de la spécialisation, à tel point d'ailleurs qu'est apparue la nécessité du terme, symptomatique, de « superspécialisation ».

Quelle que soit la spécialité concernée, mais avec d'autant plus de facilité qu'elle repose sur des explorations fonctionnelles instrumentales, on assiste de fait à l'émergence de compétences de plus en plus grandes dans des domaines de plus en plus limités à un organe, une fonction, une pathologie. Sans discuter de la nécessité de telles compétences, qui sont précieuses, on perçoit les dérives spontanées : la pathologie de la personne malade est très vite abandonnée au profit d'une pathologie d'organe, elle-même rapidement supplantée par l'intérêt pour un seul dysfonctionnement de cet organe. Personne ne peut contester que l'expérience est essentielle pour la guérison du malade et cette évolution paraît difficilement condamnable. Pourtant, si l'on n'y prend garde elle dérive vers la fonction instrumentale et organique au détriment de la personne.

Le phénomène est observable dans toutes les disciplines. Il a pour corollaire une indéniable bonne prise en charge des maladies. Mais qu'en est-il des malades, notamment quand ils s'écartent des schémas classiques ? N'est-il pas d'ailleurs symptomatique que l'acte instrumental soit beaucoup mieux rémunéré que l'acte intellectuel autour du dialogue entre le médecin et son malade ? Il ne faudrait pas que l'apport indiscutable des nouvelles méthodes d'exploration fasse passer au second plan le dialogue avec le patient.

Le médecin, superspécialiste, ne peut se borner à être un ingénieur. Il ne peut se limiter à une connaissance partielle et ponctuelle de l'homme, sauf à se laisser entraîner dans une médecine déshumanisée, qui oublierait délibérément cet ensemble harmonieux du corps et de l'esprit, fondement de la nature humaine et de son caractère sacré.

Un tel tableau pourra paraître excessif à nombre de praticiens ayant forgé leur humanisme au fil de l'expérience. C'est vrai, mais ce cri d'alarme nous semble indispensable car la dérive est là, amorcée dès la formation initiale. Il faut pressentir et dénoncer le danger pour mieux s'en garder.

Dérive économique et encadrement

De tout temps, le paiement des médecins était régi par deux clauses importantes du serment d'Hippocrate : « Je donnerai mes soins gratuits à l'indigent et ne demanderai jamais un salaire au-dessus de mon travail. » Ces deux clauses reposent sur une donnée essentielle qui fonde l'exercice médical : confronté à la maladie, chacun, quels que soient ses revenus, doit pouvoir trouver assistance auprès d'un médecin et celui-ci, ne conditionnant pas ses soins à l'aspect financier, se fait rétribuer avec tact et mesure. Pendant longtemps les honoraires ont été calculés en fonction des revenus estimés de chaque patient. Il y a là un premier contrat moral garant de la confiance du patient.

Il y avait là une autre vertu sur laquelle on peut évidemment disserter sans fin mais, de même que la participation active du malade au dialogue conduisant à son diagnostic était nécessaire, la participation financière, quelle qu'elle soit, contribue bien souvent à la confiance et à la prise en charge thérapeutique. Payer un médecin donne de la crédibilité à l'acte de consultation, à ses prescriptions et à l'avis donné. Il n'est évidemment pas question un seul instant de revenir sur le formidable progrès social qu'est la Sécurité sociale, mais force est de reconnaître qu'à cet égard, les repères ont été changés et que la participation du malade a été occultée. Il faudrait sans doute trouver le moyen de responsabiliser à nouveau le malade et c'est probablement l'une des vertus du carnet de santé, si décrié par ailleurs. Faute de quoi le médecin devient, par une dérive de la pensée, un agent du service public comme les autres, auquel on a recours gratuitement et qui de ce fait vous doit tout et même n'importe quoi. Et ce d'autant plus que la banalisation de la consommation médicale s'est accompagnée d'une dévalorisation de son coût. Comment avoir la notion de la valeur d'un acte, quand celui-ci est moins rétribué que le déplacement de n'importe quel artisan ? Pourquoi alors s'en priver et, après avoir demandé un premier avis médical, pourquoi ne pas en solliciter un deuxième ? Pourquoi, quand on est persuadé qu'on présente à l'évidence des troubles cardiaques, ne pas consulter d'emblée un spécialiste au lieu du généraliste ? L'absence de notion de coût est un facteur spontané d'emballement des dépenses, débouchant lui-même sur un emballement des prescriptions et des examens complémentaires, ne serait-ce que parce que le patient peut le demander et conditionne sa confiance à l'exécution d'une ordonnance.

Mais quand l'argent public vient à manquer arrive la notion de contrôle des dépenses. Équilibrer une dépense publique implique alors la mise en place de processus de contrôle et de régulation, comprenant éventuellement des reversions comme l'ont institués les ordonnances de 1996.

Les médecins se trouvent alors à double titre, dans une situation particulière. D'une part, il leur est difficile de limiter leur action en fonction de contraintes d'ordre économique parce qu'ils répondent à une demande de prise en charge pour une souffrance, et ne peuvent donc la refuser et parce qu'ils doivent également faire face à une profonde mutation de société qui voit augmenter la longévité de leurs concitoyens et par conséquent s'accroître la consommation des soins médicaux. D'autre part, s'ils souhaitent avec l'ancienneté et l'expérience augmenter leur pouvoir d'achat, ce qui est légitime et la règle dans la fonction publique comme dans toute véritable profession libérale, leur seul choix réside entre l'augmentation du prix de chaque acte ou de leur nombre. Quand, au bout de dix ans d'installation en moyenne, la clientèle est constituée et les journées de consultation bien remplies, le pouvoir d'achat du médecin se trouve définitivement bloqué, sauf à sortir des tarifs conventionnels ou à compromettre la disponibilité et donc la qualité. S'ajoute encore à ces deux effets pervers un troisième, qui frise le paradoxe dès qu'on envisage une régulation comptable individuelle puisque ce sont les meilleurs médecins qui se trouveront pénalisés parce que les plus souvent consultés. Ce n'est évidemment pas l'intérêt des malades ni même à terme celui de notre société. Pour s'opposer à toute maîtrise comptable, le corps médical met souvent ces arguments en avant. À cet égard il a parfaitement raison sur le fond. Il devient impossible de respecter la déontologie et plus simplement la liberté du choix des patients sous la contrainte économique.

Conséquence immédiate de l'organisation de notre société et des contraintes économiques devenues prédominantes, la syndicalisation du médecin s'est intensifiée[1]. Il négocie avec les pouvoirs publics pour défendre les intérêts et conditions d'exercice de sa profession jusqu'à descendre dans la rue pour obtenir la revalorisation de ses actes. Il prétend aussi, ce faisant, défendre l'intérêt des malades dont il faut tout de même rappeler qu'ils sont légitimement habilités à le faire eux-mêmes par l'intermédiaire des organismes censés les représenter.

Voici donc le médecin soucieux de tâches de gestion afin d'amortir matériel et équipements en préservant ses conditions matérielles. Il est transformé, par la force des choses, en comptable attentif veillant, jusque dans sa pratique quotidienne, à un équilibre financier menacé ou compromis. Or le monde de la médecine et celui des affaires comme du commerce obéissent à des logiques différentes. Le médecin ne peut être un chef d'entreprise. Il doit avoir l'esprit libre pour soigner.

1. Guillaume P. *Le rôle social du médecin depuis deux siècles*. Comité d'histoire de la Sécurité sociale. Paris, 1996.

Dérive médiatique et faux-semblants

L'apparition de « rubrique santé » dans la plus modeste des publications locales, la multiplication de supports magazine relatifs à la santé, la « forme », les enfants... ont contribué à vulgariser l'information médicale, longtemps délivrée par le médecin de famille et lui seul. Quand il suffit aujourd'hui d'ouvrir son téléviseur pour accéder à des émissions offrant tableaux cliniques et description de certains troubles, comment s'étonner de leurs effets induits sur la consommation médicale et donc de leurs conséquences économiques ?

Régis par l'audimat, les médias en promouvant le sensationnel le banalisent. L'effet ricochet est immédiat sur la demande médicale. L'un d'entre nous peut ainsi témoigner à titre personnel qu'un sujet au journal de 20 heures expliquant qu'en Italie des femmes ménopausées portent les enfants qu'elles désirent s'accompagne dans les jours qui suivent d'un nombre important de demandes de rendez-vous pour obtenir la même chose. Il en va souvent de même pour toute information ou émission à caractère scientifique ou médical. Ce qui a des effets bénéfiques dans bien des domaines, comme la meilleure connaissance du cancer du sein et son dépistage, peut prendre des effets pervers quand les demandes relèvent de l'exceptionnel exploit voire de l'inacceptable pratique.

Alors qu'ils relèvent souvent encore du domaine de la recherche, certains progrès, parce qu'ils sont médiatisés, sont reçus par les gens comme un espoir auquel ils veulent immédiatement accéder. Tout récemment, la médiatisation du clonage de Dolly a vite dérivé sur le clonage humain. Parce qu'il est redouté, celui-ci devait être interdit. Or, en bonne logique, on n'interdit que ce qui est possible. Avant même d'exister, le clonage devenait possible puisqu'il fallait l'interdire ! Étant possible, on pouvait y prétendre ! L'un d'entre nous a personnellement reçu deux demandes totalement invraisemblables de personnes souhaitant procéder à un clonage, qui d'une grand-mère, qui d'un père. Ce qui est l'exception ou relève même de la transgression fait ainsi irruption dans la banalité quotidienne. Lorsque la télévision présente l'exploit d'une équipe prenant en charge un prématurissime, extrait du ventre de sa mère alors qu'il pesait 600 grammes, s'efface alors la différence entre ce qui relève de l'exception et ce qui est la règle, plus grave encore entre ce qui est immédiat et ce qui s'inscrit dans la durée. Qui parlera dans quelques années de l'éventuelle infirmité motrice cérébrale de cet enfant ou du devenir d'enfants nés de mères de soixante ans? Il y a là encore une véritable perversion à considérer l'événement sans en assumer les responsabilités à distance.

Plus grave sans doute, l'impact des médias induit une autre dérive, bien éloignée de la discrétion qui honorait jadis les médecins. La recherche de la publicité et de la notoriété s'est aujourd'hui substituée à une réputation établie au fil du temps. L'ordonnance à en-tête comme la plaque du cabinet qui, strictement encadrées par l'Ordre national des médecins, annonçaient parfois titres, qualifications particulières, appartenance à telle ou telle société savante contribuaient hier à afficher une certaine compétence quand la notoriété se bâtissait avant tout sur les résultats du médecin et le bouche à oreille. Si la publicité organisée est interdite pour la profession comme pour les professions paramédicales, rien n'interdit aujourd'hui à un médecin de faire l'objet d'un reportage. Comment interdire d'organiser une conférence de presse, à propos d'un exploit réel ou prétendu, alors même que cette réussite hasardeuse et parfois discutable n'a pas été scientifiquement validée? Est-il convenable que l'acte médical puisse être assimilé à un exploit digne de figurer dans le livre des records?

Le recours aux médias peut être également le moyen de tenter de justifier telle ou telle conviction personnelle. Ainsi un praticien connu fit-il à la télévision un véritable plaidoyer en faveur de l'euthanasie. Certes le médecin peut, en conscience, prendre telle ou telle décision mais il ne doit pas profiter d'un certain vedettariat pour justifier et banaliser ce qui doit demeurer une attitude exceptionnelle. N'est-ce pas l'esprit même de la médecine qui est en péril lorsqu'un médecin explique devant les caméras qu'il est normal de donner la mort en certaines circonstances?

Est-il acceptable que des réputations se bâtissent et s'entretiennent par les médias dont on sait la puissance et le pouvoir de fascination? Le meilleur médecin est-il aujourd'hui pour l'opinion publique celui qui soigne le mieux ou celui qui passe le plus dans les journaux ou à la télévision, sachant qu'il n'y a pas toujours une bonne corrélation? La question reste posée. Pourtant, pas plus qu'il ne doit être technicien ou chef d'entreprise, le médecin ne doit se transformer en vedette du *showbiz*.

Dérive administrative et déresponsabilisation

La multiplication exponentielle des actes remboursés par la Sécurité sociale, les mutuelles ou les assurances privées a conduit ces organismes payeurs à s'assurer toujours mieux du bien-fondé des prescriptions, bilans, hospitalisations et des certificats d'arrêts de maladie. Mais qui dit contrôles, signifie formulaires, questionnaires et autres paperasses administratives. Le médecin se trouve ainsi de plus en plus souvent conduit à justifier par des démarches administratives ses actes et prescriptions. Comme il est, par ailleurs, amené également à se conformer à des règles d'exercice qui se multiplient (guides de bonne pratique, références médicales opposables, formation médicale continue...), ces tâches et contraintes administratives le rendent moins disponible pour ses patients, sans pour autant faire l'objet d'une rémunération particulière. Cette dérive administrative a réellement envahi la médecine libérale au point d'entraver son exercice. Le médecin n'est pourtant pas un employé de l'administration !

Cette dérive perverse atteint son stade extrême dans les hôpitaux publics où les prétendus impératifs de l'administration viennent parfois interdire la pratique médicale souhaitable. Nous ne voulons pas insister davantage car ce qui pourrait apparaître comme la pire des caricatures ne peut en ce domaine rendre compte de la gravité de la situation tant elle atteint des sommets d'absurdité.

Une autre dérive, jumelle de la précédente, pèse sur l'avenir du médecin : la « judiciarisation » accrue de l'exercice médical, comme l'attestent entre autres certaines décisions de justice récentes[2-3].

Les procès intentés autrefois par les malades à leur médecin étaient exceptionnels. Ils ont aujourd'hui tendance à se banaliser, suivant en cela l'évolution américaine. À tel point que les médecins en sont peu à peu réduits à augmenter l'étendue et donc le coût de leur contrat d'assurance professionnelle jusqu'à l'insupportable pour certaines spécialités à risques. Les disciplines plus exposées au plan judiciaire, comme l'anesthésie-réanimation ou l'obstétrique, pourraient ainsi, comme aux États-Unis, faire défaut dans de très brefs délais.

Cette tendance est née de la nécessité de s'assurer que le médecin satisfaisait bien à l'obligation de moyens. Cette obligation était, jusqu'à tout récemment, un des socles de l'exercice médical. Quand un médecin prenait en charge un patient, il avait l'obligation morale de mettre en œuvre les der-

2. Arrêt Franchot : Gazette du Palais. 07 janv. 97. Note J. Guigue, et note G. Viney et P. Jourdain, J-C-P n° 17, 4016.

3. Arrêt Hédreul : Médecine et droit. Mars-Avril 97. Ed. P. Biclet et p. 24. Jurisanté p. 25, Obsv. C. Esper.

nières connaissances et techniques, de façon à lui donner toutes ses chances. Ce contexte de « judiciarisation » conduit naturellement le médecin à prescrire à l'excès examens et bilans dans le seul but de ne pas risquer une condamnation pour insuffisance de moyens. Ainsi une céphalée peut-elle conduire à une demande de scanner de principe, tout à la fois pour gagner la confiance du patient et se mettre à l'abri d'éventuelles poursuites. Qui ne comprend que cette « judiciarisation » excessive a un coût ?

Plus grave encore, cette dérive qui conduit à attaquer et parfois condamner les médecins sur les moyens, se prolonge désormais d'une obligation de résultat. Cette attitude change du tout au tout l'esprit même de la médecine. Prenons l'exemple d'un malade qui rentre à l'hôpital avec une sciatique. Il subit un examen radiologique nécessitant une injection intrarachidienne et se retrouve paralysé alors qu'il n'y a eu faute ni dans l'indication de l'examen, ni dans sa pratique. Vulgairement parlant c'est « la faute à pas de chance » et chacun sait que tout geste en médecine comporte un risque aussi minime soit-il qui fait partie de l'imprévisible. Cet aléa thérapeutique est l'un des grands débats de notre société aujourd'hui. Dans une affaire intéressant l'Assistance publique des hôpitaux de Marseille, le Conseil d'État a clairement tranché en condamnant les hôpitaux à verser des dommages et intérêts à un patient ayant subi des complications sans qu'il y ait pour autant faute médicale.

Cette série de dérives conduit à déresponsabiliser le médecin. Plus celui-ci sera assuré, moins, paradoxalement, il craindra la complication, sans conséquence véritable pour lui.

L'affaire du sang contaminé illustre parfaitement cette conjonction de dérives. Dans ce drame, en effet, il y a bel et bien dérive technologique puisque le sang a été considéré comme une matière première, transformée par la technologie avancée. Il y a bien dérive économique puisque ce sang représentait des stocks, un capital et que consigne a été donnée d'écouler les stocks. Dans cette affaire, les médecins se sont bien comportés comme des techniciens et des gestionnaires. Inutile d'insister sur le poids des médias qui ont eu, certes, l'immense mérite de permettre de révéler le scandale mais qui par la suite ont pesé à l'excès dans le débat. Quant à la dérive administrative, elle est patente puisque responsable du retard de réaction des pouvoirs publics : chaque responsable a, à son niveau, déchargé sa responsabilité par une note administrative à son supérieur hiérarchique, jusqu'à ce que d'échelon en échelon, du centre départemental de transfusion sanguine de base au ministre de la Santé, par les détours de commissions latérales, de directions d'administrations centrales ou de commissions d'experts, la décision soit finalement prise.

Parce que ces dérives peuvent être à l'origine de véritables drames, l'exercice médical ne doit pas être considéré comme un exercice technique, pas plus qu'un exercice d'équilibre financier, de reportage sensationnel ou d'une gestion administrative déresponsabilisante.

LES DROITS DES PERSONNES MALADES

Le malade est d'abord une personne. La notion de personne s'articule autour de ses deux composantes que sont le corps et l'esprit. Tout le monde reconnaît aujourd'hui qu'il y a dans chaque homme une dimension qui le dépasse, lui échappe et le transcende. Pour les croyants, cela s'appelle l'âme, pour les non-croyants l'esprit ou la raison, qu'importe la dénomination. C'est cette dimension qui confère à l'homme une dimension sacrée. C'est elle qui fonde la dignité de la personne et force le respect.

La notion de « droit » est plus difficile à définir car elle s'est banalisée. Bien entendu, viennent d'abord à l'esprit les droits de l'homme qui sont des droits fondateurs. Mais avec le temps d'autres sont apparus : droits de la femme ou de l'enfant, droits des animaux, droits de la nature enfin. Peu à peu, quittant les catégories d'« ayant droit », on a ensuite énuméré les revendications, sans doute en forme d'acquis sociaux, telles que le droit à la contraception, à l'avortement, le droit à l'enfant, et naturellement le droit à la santé. Nous sommes ainsi passés du concept du droit de quelqu'un à celui du droit à quelque chose. La référence au droit s'en est trouvée banalisée en même temps que son corollaire, l'idée de devoir, passait au second plan. Droit et devoir se sont résumés à droit tout court, ce qui privilégie une démarche égoïste, au détriment du devoir, c'est-à-dire du droit des autres. Il faut donc rappeler que le droit à la santé doit s'accompagner obligatoirement d'un devoir de solidarité.

Personne, droit, malade : la confusion est exemplaire. Avec le temps et les progrès de la science, des glissements sémantiques se sont opérés. Ainsi parle-t-on de maladie quand on pense santé, et inversement. Selon la définition de l'Organisation mondiale de la santé (OMS), la santé correspond à « un état de complet bien-être physique, mental et social qui ne consiste pas seulement en une absence de maladie ou d'infirmité ». On peut donc ne souffrir d'aucune maladie et pour autant ne pas être en bonne santé. C'est bien ce que nous avons déjà souligné à propos de la dérive technologique.

De même, on parle d'interruptions thérapeutiques de grossesse lorsque ces interruptions sont certes médicales mais pas thérapeutiques. Dans la majorité des cas, elles ne soignent évidemment pas l'enfant qu'elles éliminent ni la mère qui n'est pas menacée. La confusion est la même pour le diagnostic prénatal. Il est vrai qu'il s'agit d'un diagnostic. Mais un diagnostic doit conduire en bonne logique à une thérapeutique, or il se conclut dans la majorité des situations pathologiques par une élimination. Quand on parle de prévention des malformations par le diagnostic prénatal, il s'agit non de prendre en charge des malades à venir mais en fait d'éliminer des embryons et fœtus diagnostiqués comme anormaux. Derrière les termes médicaux se découvrent des réalités conduisant parfois à l'eugénisme. Derrière le paravent des mots pointe le politique au sens vrai du terme.

La définition de la santé de l'OMS est bien une définition politique car elle pose un problème d'intérêt général. Considérant que la collectivité prime sur l'individu, elle jette les bases de la santé publique. Or, les droits de la personne se posent différemment selon qu'il s'agit d'une médecine individuelle ou d'une médecine collective. La médecine individuelle relève du diagnostic, de la thérapeutique et bien souvent de la prévention individuelle, alors que la santé publique procède de la médecine collective et joue dans le registre du dépistage et de la prévention de masse (campagnes antitabac, anti-alcool, anti-accidents de la route, de vaccination...). Aussi convient-il de distinguer les droits de la personne en termes de médecine individuelle et en termes de médecine collective.

Le droit d'être écouté

Entre la société et l'individu, il y a le médecin. Et si les rôles de chacun évoluent, une réalité perdure : la nécessité de l'écoute. Face à la souffrance quelle qu'elle soit, l'homme a besoin d'être entendu et considéré. Il a besoin de s'en remettre à quelqu'un et de lui faire confiance.

Si la santé englobe l'épanouissement et le bien-être de l'individu, que fait la médecine lorsque l'idée de bonheur, l'enthousiasme pour les grandes causes, l'espoir qui donne goût à la vie sont perdus ? Elle fait face aux difficultés quotidiennes et à leurs effets : chômage, familles éclatées, logements insalubres, vie en banlieue, transports difficiles... Quand tout chavire, la médicalisation individuelle des problèmes de société est sans aucun doute la dernière liberté qui demeure, l'ultime refuge. En l'absence de solutions évidentes, on consulte le médecin pour exprimer à sa manière une souffrance, dans l'espoir de retrouver sa propre existence sous le regard attentif de l'autre.

Quand on se sent exclu ou en passe de l'être, le médecin reste celui qui vous prête attention, se penche sur vos douleurs, reflets de vos angoisses et difficultés matérielles. Aussi quand dans notre société malade grimpe le chômage, n'y a-t-il rien d'étonnant à ce qu'explosent les dépenses de santé. Médiateur, le médecin reste celui qui apaise avant que la violence n'envahisse la rue. Celui chez qui l'on cherche l'espoir, plutôt que de s'abandonner au désespoir.

Le droit à la santé

Le droit à la santé, c'est d'abord le droit aux soins quels qu'ils soient et en premier lieu la possibilité d'y accéder. Rarement la défense de ce principe essentiel a été aussi nécessaire qu'en ces temps où la précarité avoisine l'exclusion. Indiscutable, ce droit est au fondement de toute société civilisée digne de ce nom.

Ce problème de toujours est plus crucial encore avec les progrès techniques récents qui ont conduit à une superspécialisation de plateaux techniques coûteux obligeant à regrouper les équipes dans de grands centres. Les spécialités avec environnement technique lourd ne peuvent donc plus s'exercer dans les villages, les bourgs ou même les petites villes. Progressivement s'opère un recentrage des équipes médicales autour de plateaux techniques. Paradoxalement, alors que l'offre de soins est de meilleure qualité, elle s'éloigne du patient. Aussi le droit aux soins, c'est-à-dire le droit d'accès aux soins, se calcule-t-il aujourd'hui davantage en termes de temps d'accès qu'en termes de distance. La qualité des soins doit l'emporter sur leur proximité. Le droit aux soins n'implique pas nécessairement la proximité d'un hôpital, d'une maternité mais permet d'exiger d'être soigné efficacement et rapidement en cas d'urgence.

Si être soigné est un droit, c'est un devoir de comprendre la nécessaire évolution des conditions liées à la pratique médicale. Cette évolution ne peut que nous amener à penser désormais carte hospitalière et planification selon des critères tout à la fois de géographie et de compétences.

Le droit de savoir

C'est un problème de toujours. Comment un malade doit-il être informé et dans quelles conditions ? Tout médecin est un jour amené à se demander s'il doit annoncer à tel malade le résultat d'un diagnostic. Tous les patients n'ont pas la même structure psychologique, la même capacité à réagir, la même volonté.

Le malade a, par définition, le droit de savoir et de tout savoir mais il a aussi le droit de ne pas savoir. Pénétré de ces droits contradictoires, le médecin porte seul la responsabilité de choisir s'il convient ou non de dire. Comment sonder les intentions du malade sans trop en dire ni instiller le doute ?

La question se pose avec plus d'acuité encore aujourd'hui depuis le développement de la médecine prédictive. Si vous êtes porteur d'un gène responsable d'une éventuelle maladie survenant dix, vingt ou trente ans plus tard, faut-il qu'on vous l'annonce dix, vingt ou trente ans avant, quand il n'y a rien d'autre à faire que d'attendre ? N'est-ce pas déjà faire entrer les gens dans la maladie avant même qu'ils ne soient réellement malades, au seul prétexte qu'ils en posséderaient le gène ? À vouloir tout savoir, les patients se privent d'une ignorance qui est parfois salutaire. À quoi bon connaître la chronique d'une vie, parfois même d'une mort, annoncée ? Il est d'ailleurs significatif que l'information soit exigée comme un droit par les bien-portants alors que les malades préfèrent parfois ne pas connaître le diagnostic.

Le droit à la connaissance n'est pas plus généralisable que son contraire. L'équilibre doit être cherché en fonction de l'état des connaissances médicales et du respect de chaque patient en tant que personne.

Le malade a tous les droits, mais la liberté de choix qui découle de cet état de fait nécessite une compréhension des enjeux, qui butte vite sur des intérêts contradictoires entre la personne et la collectivité.

Prenons par exemple, le cas du dépistage. Quand traitement ou prévention sont possibles, cela modifie les données et donc les droits de la personne malade. Ainsi, c'est parce qu'il existe un vaccin contre la rubéole ou un traitement contre la syphilis que l'on peut rendre le dépistage de la rubéole ou de la syphilis obligatoire. Mais en l'absence de vaccination et de traitement du sida, il n'y a, en revanche, aucune raison de rendre son dépistage obligatoire. Le droit de savoir dépend donc ici de l'état de l'art, et naturellement des qualités et de la fiabilité des tests diagnostiques, de l'intérêt du groupe et du droit de la personne, au regard de sa liberté et de sa responsabilité.

En revendiquant droit de savoir et droit de choisir, le malade prive très souvent le médecin de sa propre décision. Cette démarche contribue une fois de plus à le déresponsabiliser.

Enfin, le droit de savoir ne doit pas délivrer du droit au secret. Car si l'individu veut savoir, il ne veut pas pour autant que le médecin révèle à d'autres ce qu'il sait. Le droit du malade recouvre ici le devoir du médecin. Le secret est un droit absolu que l'on doit à tout patient et que stipule le serment d'Hippocrate : « Admis dans l'intérieur des maisons, ma langue taira les secrets qui me seront confiés. » Ce fondement de la pratique médicale est toutefois sérieusement menacé. D'abord pour des raisons économiques. Nous vivons dans une société solidaire où tout le monde paie pour chacun. Tant qu'il y a suffisamment d'argent personne ne trouve à redire, mais quand il vient à manquer, les questions s'élèvent : a-t-on bien dépensé ? N'y a-t-il pas eu abus ou gaspillage ? Dès lors, les contrôles s'organisent grâce à des fichiers informatiques, certes verrouillés et anonymes, mais où figurent noms, diagnostics, traitements et coûts. Si nous n'y prenons garde, la rigueur économique et le contrôle des dépenses mettront à mal le secret médical. Le même problème se pose en épidémiologie où pour effectuer des recherches l'on recueille nombre d'informations nominatives. Les risques sont identiques quant à l'irruption de la génétique dans la pratique médicale. Le patrimoine génétique, que partage une même famille, rend le respect du secret individuel plus aléatoire et l'extension des diagnostics génétiques exige une vigilance redoublée et des mesures rapides pour protéger l'individu.

Il s'agit d'un véritable débat. La personne doit être respectée dans son individualité comme le médecin doit l'être dans sa responsabilité. Si les problèmes de santé sont si difficiles à régler, c'est bien parce qu'ils sont au carrefour de l'interrogation politique, à la croisée des rapports entre individu et société.

Le droit à la sécurité

Le droit à la sécurité est un droit plus récent, conséquence tout à la fois des progrès de la technique et de l'information. Car plus la technique est sophistiquée, plus elle fait courir de risques ; plus l'information est développée, plus ces risques sont portés à la connaissance du public. Le malade, écartelé entre ses droits de savoir, de choisir, de consentir, parmi d'autres, doit faire confiance au médecin. Mais en même temps, pour garantir sa sécurité, quand la confiance ne suffit plus, il s'engage dans la « judiciarisation ». Tout et le contraire de tout : « Je veux avoir accès à la dernière technique, mais je sais qu'elle a des risques et d'ailleurs je veux qu'on me les expose afin de pouvoir choisir ou non le recours à cette technique. Mais en même temps, je suis conscient de ne pas avoir la même connaissance que le médecin sur ces techniques et leurs indications. Par ailleurs, dans mon for intérieur, je sais bien que je ne veux pas tout savoir dans tous les cas. Mais comme je sais également que les médecins ne sont plus ces personnes infaillibles en qui l'on fait aveuglément confiance, je veux pouvoir me prémunir au cas où je subirais un préjudice. D'ailleurs comment pourrait-on faire confiance à quelqu'un que l'on ne paie pas ou si peu, et qui, quelquefois, ne dit pas la vérité ? ».

Le paradigme sociétal est complexe, et la situation grave. Le premier recours au regard de la sécurité est le recours au juge, suivi ensuite du recours aux politiques. Le droit à la santé n'est-il pas un droit de notre vie quotidienne ? Le politique est élu pour mener les affaires du pays, assumer les responsabilités de l'État, organiser l'éducation, l'équipement, l'aménagement du territoire, la défense, les relations extérieures, le budget, et pour garantir notre santé.

Si la première exigence s'adresse au médecin, interlocuteur immédiat, la seconde s'adresse aux politiques, auxquels il revient d'organiser un système dans lequel le médecin prend toutes les précautions nécessaires. Car au bout du compte, quand il y a faute, il y a exigence de réparation, morale plus que financière, demandée cette fois à l'État menacé du juge comme on l'a vu avec la Haute Cour de justice.

Quand au fil des années se sont successivement égrenées les affaires du sang contaminé, de l'hormone de croissance, de l'hépatite C, de l'amiante, de Tchernobyl et ses retombées radioactives et naturellement l'affaire de la vache folle, pour ne citer que les plus marquantes, la société est tout à fait fondée à exiger un droit à la sécurité.

Nous nous trouvons désormais face à des citoyens qui veulent que leur santé ne soit menacée ni dans leur alimentation ni dans leur environnement, ni dans leur vie quotidienne et exigent qu'à tout moment l'État assure la sécurité sanitaire, droit fondamental aux côtés de la sécurité militaire et de la sécurité civile.

LES DEVOIRS DU POLITIQUE

Le choix d'un système entre étatisation et privatisation

Les dérives de l'exercice médical et le droit des personnes amènent tout naturellement à s'interroger sur les devoirs du politique. Le premier de ces devoirs, celui qui fonde tous les autres, est de faire un choix quant à un système de santé le plus efficace possible pour le plus grand nombre et au moindre coût. Ce choix éminemment politique reflète bien souvent l'orientation philosophique d'un gouvernement et d'une société.

Deux possibilités extrêmes s'offrent alors aux politiques :

– celle d'un système tendant à organiser la médecine selon un modèle totalement étatisé et dans lequel les patients ne paient rien, les médicaments sont distribués gratuitement, et les médecins rétribués par l'État ;

– à l'autre extrême, le choix d'un fonctionnement totalement libéral où les patients paient consultations, actes, médicaments dans un système où les médecins sont entièrement rétribués par les patients.

Ces deux extrêmes ont tout naturellement chacun des effets pervers.

Dans un système étatique, la responsabilité et la motivation se diluent, la liberté de choix du médecin, essentielle à la relation thérapeutique, est mise à mal et le médecin lui-même se trouve contraint dans sa liberté d'installation et de prescription. Totalement antinomique avec les notions fondamentales que sont la liberté et la responsabilité, un tel système ne peut être efficace à lui seul. Par ailleurs, il conduit inévitablement à une maîtrise comptable avec des prélèvements obligatoires, directement liés au niveau des dépenses, dépenses nécessairement limitées aux fonds publics disponibles.

La brutalité du système libéral est quant à elle incompatible avec l'idée que l'on peut se faire de la solidarité. Comment pourrait-on de nos jours accepter une société où les pauvres ne pourraient pas se faire soigner et où les médecins seraient seulement payés en fonction de leurs compétences et de leur savoir-faire technique ? Dans ce système d'offre et de demande relevant des plus pures lois du marché, les meilleurs médecins sont les plus demandés et donc se font payer le plus cher. Les pauvres sont par conséquent moins bien soignés, et seuls les plus nantis peuvent l'être correctement.

Au-delà de ces deux caricatures, qui n'ont pu s'installer durablement du fait de leurs inconvénients rédhibitoires, il existe toute une gamme de choix plus ou moins étatiques ou libéraux. Ainsi le choix partiellement étatique de la Grande-Bretagne a-t-il eu pour effet pervers des listes d'attente pour des interventions non urgentes, tandis qu'un système ultralibéral comme celui des États-Unis a laissé de côté les classes moyennes-basses. En effet, les dispositions de solidarité minimales prises pour les plus démunis leur permettent d'être soignés gratuitement mais les classes moyennes-basses, exclues par définition de ce système de solidarité et de gratuité, ne peuvent à leur tour se payer seules les soins qui leurs sont nécessaires.

Dans cet éventail de choix, le système de santé qui caractérise la France est parfaitement original. C'est sans doute la raison pour laquelle les Français y sont particulièrement attachés au point d'être disposés à consentir des sacrifices supplémentaires pour le préserver. Ce système se singularise par deux aspects. Tout d'abord, la solidarité : s'exerçant au travers de la Sécurité sociale, elle permet à chaque Français d'être obligatoirement pris en charge et soigné en fonction de son état. Ensuite, qualité fondamentale, le respect de la liberté. Le médecin a la liberté d'installation et de prescription, le patient a celle de choisir le praticien qui lui convient ou de le quitter pour en changer.

Aussi désormais pour choisir en conscience entre étatisation et privatisation, les politiques ne pourront faire l'économie d'un éclaircissement du débat entre solidarité et assurance.

Ainsi en 1996, tout au long du débat préparatoire du plan de réforme de l'assurance maladie, était-il question de redéfinir le rôle respectif du budget de l'État et celui de la Sécurité sociale dans le financement des dépenses. Mais, c'était faire régner la plus grande confusion que d'associer de façon univoque l'État à la seule solidarité et la Sécurité sociale à l'assurance.

Le principe de l'assurance repose sur le regroupement des risques individuels afin de jouer sur la loi des grands nombres. Si une information différenciée sur les niveaux de risque individuel peut être facilement obtenue, l'assureur aura tendance à séparer les classes de risques et les contrats qui leur sont associés. Dans le cas contraire, les individus ayant un risque inférieur à la moyenne du groupe auront objectivement intérêt à ne plus s'assurer (ou à fuir le groupe) pour ne plus payer des primes calculées sur des risques moyens et donc surévaluées par rapport à leur risque réel (phénomène de sélection adverse).

Jusqu'à présent les systèmes d'assurance maladie socialisée ont su éviter de telles différenciations en imposant l'existence et l'obligation d'un contrat unique pour tous. Ce contrat unique garantit un mécanisme de solidarité entre générations (et des bien-portants vers les malades) dont tout individu peut penser qu'il pourra bénéficier lui-même à un moment ou un autre de sa vie, du moins tant qu'est garantie la pérennité à long terme du système. Logiquement, il ne laisse qu'une place limitée aux assurances complémentaires pour la couverture du risque maladie. L'existence d'un tel contrat unique d'assurance maladie pour tous les individus, quel que soit leur niveau de risque a priori, n'a aucune justification économique intrinsèque. Elle découle plutôt de considérations d'équité qui estiment que l'assurance doit ici être synonyme de solidarité et doit donc corriger l'effet matériel de la maladie ou du handicap.

C'est un second débat que de s'interroger sur les formes les plus équitables de financement collectif de ce contrat unique d'assurance maladie. De ce point de vue, il est clair qu'un financement assis sur l'impôt et portant sur l'ensemble des revenus est plus « juste » que des cotisations assises sur les salaires et que le transfert progressif des cotisations maladie des salariés vers la contribution sociale généralisée, associé à l'élargissement de l'assiette de celle-ci, vont dans ce sens.

Encore faudra-t-il que la redéfinition des responsabilités entre le pouvoir politique (Parlement et gouvernement) et les caisses d'assurance maladie gérées par les partenaires sociaux, qui constitue la grande innovation du plan de réforme mis en œuvre en 1996, permette effectivement une clarification. C'est en effet la confusion des genres entre la maîtrise comptable et la maîtrise médicalisée qui a, jusqu'à présent, empêché la réelle régulation de notre système de santé.

La régulation entre maîtrise comptable et médicalisée

La fixation par le Parlement d'une enveloppe globale annuelle et la déclinaison régionale de cette enveloppe au travers de conventions d'objectifs représentent, comme en témoigne l'expérience internationale, la seule manière véritablement efficace d'assurer la compatibilité entre l'évolution des dépenses collectives d'assurance maladie et les équilibres économiques. Il faut néanmoins garder à l'esprit qu'une telle compatibilité n'est pas automatiquement gage d'efficience économique : elle ne garantit en rien par exemple qu'une partie des ressources allouées à cette enveloppe globale n'aurait pas été mieux utilisée ailleurs, à la satisfaction d'autres besoins sociaux. Surtout, un mécanisme généralisé d'enveloppe globale pose la question des critères qui présideront à sa répartition à l'intérieur du système de santé.

En l'absence de marché imposant « la souveraineté du consommateur » pour allouer les biens, le corps médical est inévitablement conduit à recourir à d'autres critères de répartition des ressources. Par exemple, dans les situations de forte pénurie, comme les organes aux fins de greffes, la place sur une liste d'attente peut apparaître comme la règle « la moins injuste » afin que tous aient une chance égale d'obtenir le bien.

De leurs côtés, de multiples travaux d'économie de la santé consacrés à « l'induction de la demande par l'offre » se sont efforcés de valider l'hypothèse que la prescription médicale obéit avant tout à un objectif de maximisation du revenu du médecin lui-même. Mais, ces travaux n'ont pas réussi à démontrer l'existence d'un phénomène de demande induite, encore moins à le mesurer. Pour autant, les médecins disposent d'une réelle marge de manœuvre pour adapter leur activité à leur environnement économique d'exercice, comme le montre la grande variabilité des pratiques médicales dans des pays comparables sans que celle-ci se traduise en termes de différences de morbidité et de mortalité.

La combinaison de l'éthique hippocratique avec des systèmes de santé à financement collectif garantit de toute façon que c'est le critère du besoin des personnes les plus défavorisées du point du vue de leur santé qui tend à demeurer dominant dans les choix médicaux, les cas les plus graves et les plus critiques se voyant accorder une priorité.

Aussi paradoxal que cela puisse sembler à ceux qui dénoncent, quelquefois avec raison, le caractère « conservateur du pouvoir médical », il faut avoir conscience que ce critère de besoin renvoie en réalité à une éthique collective profondément égalitariste. Ce critère correspond au « principe de justice » proposé par Rawls, qui accorde la priorité dans la distribution des biens rares à « ceux qui ont aujourd'hui le plus faible niveau de bien-être ». C'est dans cette implication égalitariste que se trouve sans doute la racine de l'attachement des Français, attesté par maints sondages, à un système qui fait cohabiter une médecine « libérale » (assimilée au maintien de l'autonomie individuelle de décision des médecins) avec un financement collectif de l'assurance maladie. C'est elle qui peut, au-delà des corporatismes, donner un sens à l'idée d'une maîtrise « médicalisée » se distinguant d'un rationnement comptable.

Encore faut-il admettre qu'un critère de compassion égalitariste « sans considération de coûts » est incompatible à terme avec la persistance de systèmes collectifs d'assurance, dans un contexte où la quasi-totalité des progrès médicaux obéissent à une implacable loi des rendements décroissants. Plus on étend le dépistage prénatal de maladies génétiques à des populations où leur prévalence est faible, plus il faudra multiplier les tests et donc les coûts pour découvrir un cas supplémentaire. L'innovation majeure dans le traitement des cancers du sein des vingt dernières années (hormonothérapies et chimiothérapies adjuvantes) a permis des gains significatifs pour des coûts de l'ordre de 50 000 francs par année de vie supplémentaire gagnée, en comparaison des traitements classiques, dans le groupe des patientes pour lesquelles la plus grande efficacité a été démontrée. Mais, ces coûts marginaux sont multipliés par 10 ou 15 dès qu'on étend ces thérapies adjuvantes à d'autres catégories de patientes.

La vraie question est donc de trouver les moins mauvais « arbitrages » entre l'égalitarisme du besoin et le souci d'efficience dans l'utilisation des ressources. Pour y parvenir, il nous faudra renoncer ouvertement à « toujours faire tout ce qui est techniquement possible ».

C'est dire qu'il faut poser explicitement le problème des seuils acceptables de différentes interventions médicales, tout en reconnaissant la liberté à ceux que ces règles ne satisferaient pas de recourir à d'autres formes de financement que l'assurance collective[4].

Un pas décisif a été accompli par le plan de réforme de 1996, puisqu'il introduit une distinction nette entre les décisions « de premier niveau », qui conditionnent la « quantité totale des biens à répartir » en matière d'assurance maladie collective qui relèveront désormais des acteurs politiques en charge du budget de la nation, et les décisions de « deuxième niveau », qui « déterminent comment cette quantité sera distribuée ». Pour échapper à une logique « purement comptable » de régulation des dépenses, il faudra que ces dernières demeurent de la responsabilité des professionnels de santé à condition que ceux-ci intègrent mieux à leurs choix les attentes des patients et acceptent de soumettre plus ouvertement au débat public la part de jugements de valeurs que recèlent inévitablement leurs décisions. L'expérience du diagnostic prénatal des anomalies chromosomiques où les généticiens ont su définir des critères acceptables pour l'accès gratuit à ces procédures montre qu'une telle voie est possible. Encore faudra-t-il préciser les mécanismes et incitations qui permettront de généraliser un tel modèle d'autorégulation de la profession médicale sous contrôle du public.

Globaliser l'approche de la santé

La santé est désormais au cœur des préoccupations de la société. Les conditions d'exercice des professions de santé, la réorganisation de l'hôpital, la prise en compte de la sécurité sanitaire, tant dans le domaine de la médecine que de la qualité alimentaire et de l'environnement, prouvent si besoin est que la santé ne peut plus aujourd'hui faire l'objet d'une approche parcellaire, mais doit être nécessairement envisagée de façon globale.

Campagnes antitabac, anti-alcool..., la santé publique s'affirme comme une priorité de la politique nationale, tandis que le corps médical se voit obligé d'intégrer, à côté des connaissances sur les soins et les maladies, des données sur la prévention et l'hygiène, l'information et l'éducation à la santé, les rapports coûts-bénéfices des différentes actions entreprises.

---

4. Moatti J.-P. Le temps des choix tragiques. La Recherche (Suppl.), Nov 1995, *281*: 29-32. Nous sommes par ailleurs redevables à Jean-Paul Moatti de discussions communes qui ont contribué à alimenter notre réflexion.

Quel est l'indispensable ? Quel est le nécessaire ? Si notre société a su intégrer l'évolution qui nous a fait passer de la notion de maladie à celle de santé, a-t-elle décidé quelle part du produit intérieur brut la nation devait consacrer aux problèmes de santé ?

A-t-elle tranché entre dépenses de santé et dépenses d'assurance maladie ?

Le fait que la croissance d'un secteur d'activité soit plus rapide que celle de l'ensemble de l'économie nationale est, en effet, une bonne chose, dès lors qu'elle satisfait des besoins et une demande de la population. Si le secteur de la santé échappe à cette règle, dans notre pays comme dans l'ensemble des pays développés, c'est qu'à la différence de la plupart des autres secteurs de production de biens et services, où la demande s'exprime sur des marchés et se trouve directement financée par les revenus des consommateurs, l'essentiel des dépenses y relève d'un financement public.

La question de fond est donc bien de redéfinir la part respective de ce qui dans les consommations médicales et de santé relève légitimement d'un financement collectif, et de ce qui au contraire devrait être laissé (ou réintégré) dans les lois du marché. La mise en œuvre pratique d'un plan de réforme quel qu'il soit ne pourra faire l'impasse sur cette difficile question.

Les inquiétudes sur la remontée de la mortalité périnatale chez les femmes enceintes de milieu défavorisé ou les enquêtes sur l'état de santé des bénéficiaires du revenu minimum d'insertion (RMI), attestent que subsistent en France des besoins non couverts par l'assurance maladie collective et qui devraient l'être. Mais, à l'inverse, il est indéniable qu'une partie de la demande de soins actuellement couverte relève d'objectifs « de confort » qui n'ont rien d'illégitimes en soi, mais pour lesquels il faut s'interroger sur le bien-fondé d'un mécanisme de solidarité collective pour assurer leur financement. Au-delà des exemples trop faciles du thermalisme ou des interventions à visée esthétique, nombreuses sont les prescriptions qui suscitent une telle interrogation.

Distinguer entre délinquance et maladie

La révélation d'épouvantables crimes sexuels et la découverte de réseaux de pédophilie avaient amené le gouvernement à envisager en avril 1997 un projet de loi relatif aux délits et crimes sexuels. S'il demeure évident que la protection de nos enfants est une absolue priorité et que le projet de loi procédait d'une intention louable, certaines dispositions appelaient toutefois quelques réserves et prouvaient qu'est grand le danger de la confusion des genres entre les rôles respectifs de la justice et de la médecine.

Le projet de loi se fondait sur un présupposé de base : le délinquant sexuel est à la fois un délinquant à punir et un malade à soigner. Astreindre le délinquant à une obligation de soin suffisamment longue avait donc pour perspective une diminution du risque de récidive. Dès lors, la délinquance est considérée comme une maladie, le contenu de la punition est le soin et la récidive délinquante est assimilée à une rechute pathologique. Il y a confusion des rôles avec un véritable transfert de responsabilité de la justice vers la médecine. Entériner ce fait revenait à prononcer pour la première fois une peine de soin. On serait ainsi passé de punir ou soigner à, non pas même soigner et punir, mais soigner pour punir. Il y a là une véritable révolution conceptuelle dont nous ne sommes pas sûrs qu'elle soit fondée et recevable et dont on n'a pas bien mesuré les conséquences pour notre société. D'une manière générale, la délinquance fut-elle sexuelle, ne peut-être assimilée à une pathologie psychiatrique. Ou bien alors toutes les déviances pourraient l'être (violence, vols, abus de biens sociaux relevant de la folie des grandeurs...). Peu à peu le risque est grand d'assister à une dérive du soin vers de plus en plus de contrôle social dès que l'on dépasse les limites du champ, déjà complexe à définir, de la pathologie psychiatrique aliénante et que l'on se propose de traiter les éventuels troubles de la personnalité au regard de la norme sociale. N'est ce pas sur ce concept qu'ont fonctionné certains hôpitaux psychiatriques dans des états totalitaires ?

Même si l'on accepte le principe d'un suivi médical associé à la peine, force est de constater qu'il repose encore sur deux contresens à propos de l'efficacité et de la sécurité. D'une part, l'efficacité thérapeutique est compromise par l'obligation de soin plus ou moins explicite, la référence à un médecin coordinateur et la possible levée dérogatoire du secret médical quand les conditions nécessaires à la mise en place d'un traitement efficace sont le consentement et l'adhésion du malade, le libre choix du thérapeute et le respect de la confidentialité.

D'autre part, la sécurité est un leurre car en l'état actuel des données de la science il n'y a pas de traitement efficace garanti de la délinquance et de la criminalité sexuelles. Aucune conférence de consensus n'a défini les indications, les traitements et leur durée pas plus que les résultats. Les traitements anti-androgènes concernent peu de patients, supposent leur plein accord et n'empêchent pas les fantasmes. Les techniques comportementalistes et cognitivistes, davantage développées dans les pays anglo-saxons, supposent évidemment l'adhésion du sujet. Axer le dispositif sur le suivi médical peut laisser penser à tort que la solution simple à un problème complexe est médicale (voire médicamenteuse). Baser la peine sur le traitement et ses hypothétiques résultats risque donc d'induire un sentiment illusoire de sécurité parmi la population et toute récidive sera à n'en pas douter l'échec de la médecine. Cet exemple illustre parfaitement la difficulté croissante à faire la part des choses entre la maladie, la santé, à formuler des choix politiques entre solidarité et responsabilité.

Ce qui est clair en tout état de cause c'est que les récentes évolutions que nous venons de décrire ne sont pour la plupart pas correctement enseignées aux futurs médecins et que la formation des professionnels de santé méconnaît totalement la mesure des enjeux pour le futur. Une profonde réforme s'impose donc à partir d'une analyse politique dont on peut espérer qu'elle dépassera, dans ses grandes lignes, les clivages partisans compte tenu de l'évolution et des défis qui s'imposent à notre société.

Les enjeux

LA PLACE DE LA SANTÉ DANS LES CHOIX DE LA NATION

L'exercice de la médecine et des professions de santé est longtemps demeuré un exercice privé, libéral dont l'État n'avait pas à se préoccuper. La création par ordonnance en 1946 de la Sécurité sociale, qui ne régissait dans un premier temps que les travailleurs salariés (caisse nationale d'assurance maladie des travailleurs salariés), eut pour conséquence l'implication de l'État afin de vérifier le bon fonctionnement des systèmes de santé (hôpitaux publics et privés, professions médicales et paramédicales), tout cela dans l'intérêt des patients et au regard du budget de l'assurance maladie.

L'élargissement du champ de la médecine, déjà évoqué dans les pages précédentes, a considérablement transformé le domaine d'intervention du ministre de la Santé. Aujourd'hui, celui-ci ne peut plus voir ses attributions limitées à la seule assurance maladie et aux professions de santé. Il lui faut englober les problèmes de prévention, d'éducation à la santé, de sécurité sanitaire et penser santé publique, c'est-à-dire s'intéresser à l'environnement en premier chef mais aussi à la qualité de l'alimentation, de l'eau, de l'air parmi de nombreux problèmes.

Cette évolution, bien réelle dans les faits, n'a pourtant pas eu, pour l'instant, la moindre traduction au niveau de la conception du gouvernement. Dans le dernier gouvernement Juppé, le secrétaire d'État chargé de la Santé occupait la dernière place sur la liste des secrétaires d'État. On objectera qu'il était placé sous la tutelle d'un ministre important chargé du Travail et des Affaires Sociales, mais loin d'être une justification recevable cette association traduit clairement les séquelles de l'histoire. La santé n'a plus aucune raison d'être rattachée au ministre du Travail ou/et des Affaires Sociales. Elle concerne l'ensemble des Français et pas seulement les travailleurs, elle n'est plus financée par les seules cotisations salariales, elle ne doit pas être considérée comme une politique limitée au seul aspect social. Nous aurons l'occasion de revenir sur cet aspect important du problème qui relève davantage d'une conception culturelle que d'un choix politique puisque dans l'équipe Jospin, ce sont les mêmes réflexes qui ont présidé à la constitution du gouvernement. La santé est encore confiée à un secrétaire d'État, lui-même placé sous la tutelle du ministre en charge de l'Emploi et de la Solidarité. Confier la santé à l'un des derniers de la classe gouvernementale nous paraît une profonde erreur. Les affaires de la vache folle, des hormones de croissance, du sang contaminé l'ont montré : le ministre de la Santé doit figurer parmi les premiers grands ministres du gouvernement et voir son autorité couvrir, outre son champ traditionnel d'attribution, les problèmes de sécurité sanitaire liés à l'environnement et l'alimentation ainsi que la santé publique. Faute de quoi la santé sera toujours morcelée et les brèches imprévues toujours plus nombreuses à s'ouvrir devant des hommes politiques pris de court et décontenancés.

Alors qu'il s'agissait avant tout de problèmes de santé publique, il est anormal que le ministre de l'Agriculture ait principalement mené le débat dans l'affaire de la vache folle, tout comme le ministre du Logement et de l'Équipement dans l'affaire de l'amiante et le ministre de l'Industrie dans la catastrophe de Tchernobyl.

Le ministre de la Santé ne peut plus se borner à n'être qu'un secrétaire d'État des professions de santé et de l'assurance maladie. D'ailleurs l'assurance maladie ne lui est même pas toujours confiée puisque dans l'équipe actuelle la Sécurité sociale est sous la parfaite tutelle du ministre de l'Emploi et de la Solidarité. Ce qui pouvait se comprendre à une certaine époque n'est plus conforme à l'évolution de notre société et à la place prise par les problèmes de santé dans l'esprit de chacun. Le choix politique de confondre de plus en plus santé et solidarité est à notre sens une profonde erreur. La prise en charge de la maladie relève certes de la solidarité et il n'est pas question de remettre en cause cette conception essentielle, mais la santé recouvre beaucoup d'autres problèmes qu'il convient enfin de reconnaître. Cette confusion entre maladie et santé jalonne notre propos car elle est sans aucun doute à l'origine des difficultés d'aujourd'hui et de graves problèmes qui se profilent pour demain.

Solidarité : tout est dans ce choix. Ce seul terme oblige sans doute à réenvisager la définition des dépenses de santé. Jusqu'où l'État peut-il aller dans sa responsabilité ? Certes il doit garantir la solidarité collective au regard de ceux qui souffrent, tout comme sont de son ressort la justice, la sécurité, la défense ou la diplomatie. Mais face à l'explosion des dépenses sociales et des dépenses de santé, l'État peut-il continuer sans cesse à combler le gouffre dans n'importe quelles conditions et à n'importe quel coût ? Année après année se creuse le déficit, tandis que mois après mois tombent des chiffres confirmant la croissance continue, et désormais inéluctable, des dépenses d'assurance maladie. De nombreux rapports ont régulièrement souligné cette évolution pour que nous n'entrions pas dans l'analyse précise des chiffres. La simple projection de ces chiffres donne la mesure de l'ampleur du problème. Les anciens remèdes sont désormais inefficaces. Les réformes entreprises vont dans le bon sens mais elles ont le défaut majeur de s'adresser d'abord et avant tout aux seules dépenses de l'assurance maladie sans considérer les dépenses de santé dans leur globalité. Il ne faut donc pas s'étonner, qu'au-delà des effets immédiats de mesures contraignantes, les objectifs ne soient pas atteints à l'aune de la durée.

Les causes de cette croissance continue des dépenses sont pourtant connues et ont été analysées à maintes reprises : vieillissement de la population, manque de recettes lié à un taux de chômage élevé, mal-être social, dérive importante du concept de maladie vers le concept de santé, ce qui n'a pas le même coût, apparition d'une civilisation du « droit à la santé » dépassant le seul droit aux soins, expliquant l'accroissement important de la part des dépenses de santé dans le budget des Français, et bien sûr, dérives en tous genres dans un système insuffisamment responsabilisé.

Car ne cachons pas leur existence : chacun, à son niveau, est responsable de l'envol des dépenses. Le corps médical et les gestionnaires qui n'hésitent pas, dans une logique que l'on a décrite précédemment, à prescrire des examens coûteux pour un oui, pour un non, à maintenir inutilement en moyen séjour des malades qui pourraient fort bien rentrer chez eux. Mais aussi l'usager, qui a oublié qu'il était citoyen et préfère se faire consommateur. Aujourd'hui il va d'ailleurs au plus offrant, préférant la clinique qui lui garantit chaque week-end un retour en ambulance à son domicile plutôt que celle qui refuse de jouer ce mauvais, mais si fréquent, tour à la Sécurité sociale. Les exemples sont tellement nombreux et scandaleux qu'il est inutile d'entreprendre la démonstration d'une réalité dont chacun est parfaitement convaincu, pensant que c'est à l'autre de faire les efforts qui s'imposent.

Les dérives sont collectives et jouent sur l'irresponsabilité réciproque. Car s'il se prétend libéral, le médecin n'en est pas moins un salarié rétribué sur de l'argent public par l'intermédiaire des feuilles de maladie qu'il signe. Non encore formellement admis, ce raisonnement se base toutefois sur un état de fait : le médecin est un prescripteur de dépenses publiques imputables au budget de l'assurance maladie ! Quant à la gestion des organismes payeurs, il y aurait également beaucoup à dire en termes de gaspillage, d'inertie et bien souvent d'inefficacité. Bien sûr, personne n'est nommément responsable, chacun devant s'accommoder des insuffisances de l'autre. Nous ne sommes pas persuadés qu'il soit possible de raccommoder le système tel qu'il est devenu, sauf à afficher une volonté sans faille dans une œuvre essentielle pour notre société.

En effet, à ce degré de perversion, comment remodeler un système qui pour se vouloir équitable, n'en demeure pas moins inégalitaire ? Prenons le cas du forfait hospitalier. Il est le même pour tous : à peu près 2 000 francs par mois d'hospitalisation. Pourtant, il est évidemment plus facile à supporter pour les classes aisées que pour un smicard. Or le smicard ne fait-il pas justement partie de ceux qui ne peuvent avoir recours aux assurances et aux mutuelles leur garantissant pourtant la prise en charge complémentaire des frais médicaux non remboursés par la Sécurité sociale ? On le voit bien dans ce cas, l'égalité de traitement est directement génératrice d'inégalités dans l'accès aux services médicaux. Montrez-moi vos dents et vos lunettes, et je vous dirai qui vous êtes dans l'échelle sociale.

On pourrait envisager, jusqu'à une certaine hauteur de revenus, une gratuité réelle des services médicaux tandis que les plus aisés paieraient par exemple sur leurs deniers les consultations de ville. Mais cette solution aurait immédiatement des effets pervers se traduisant essentiellement par la mise en place d'une médecine à deux vitesses, avec d'un côté les médecins pour les pauvres et de l'autre les médecins, plus talentueux peut-être, pour les couches aisées.

Si cette réalité est déjà quelque peu esquissée avec le système des consultations publiques et privées à l'hôpital ou celui des dépassements d'honoraires, elle n'est cependant pour l'instant pas instituée. Par ailleurs, si tel était le cas, ce pourrait être la mort du système de l'assurance maladie. Car comme son nom l'indique, l'assurance maladie est une assurance, financée par des cotisations assises de façon proportionnelle sur les salaires et bientôt sur les revenus. Pourquoi ceux dont les cotisations sont bien largement supérieures à la moyenne ne seraient-ils pas alors tentés de sortir du système et d'avoir recours à des systèmes d'assurances privées qui dans une démarche concurrentielle offriraient les mêmes garanties pour des coûts inférieurs ? Auquel cas l'assurance maladie légale serait financièrement perdante et la notion de solidarité volerait en éclats. L'offensive actuelle, menée notamment par le groupe AXA, qui propose l'institution d'un réseau de soins et d'une « Sécurité sociale bis », prend toute son acuité dans un tel contexte. Plus l'État tardera à proposer une solution globale, appropriée et efficace, plus la tentation sera grande de trouver d'autres systèmes apparemment séduisants. On ne peut reprocher à personne de proposer des solutions là où l'État n'est apparemment pas en mesure de réagir comme il devrait le faire. Nous sommes frappés d'observer que chaque débat budgétaire sur la santé se garde bien d'aller au fond des vrais problèmes et se contente le plus souvent de s'attarder sur l'écume des jours.

Qu'un groupe d'assurances privé, a priori peu enclin à la philanthropie, s'intéresse à la santé et y voit un produit susceptible d'être lucratif, alors qu'il n'est pour l'État que source de maux, laisse pensif. N'ayant ni le rôle, ni la vocation, ni les contraintes du service public, il est probable que le souci de rationaliser ce produit pour en tirer des bénéfices se ferait au détriment de l'égalité. Il n'est pas excessif d'imaginer qu'une assurance privée sera tentée d'éliminer les « plus mauvais » sujets, comme c'est le cas aujourd'hui pour l'assurance automobile ou pour l'assurance habitation quand votre domicile est trop souvent visité, au profit des mieux portants, plus rentables. Comment d'ailleurs se ferait cette sélection du « bon client » ? Par la constitution d'un dossier médical, qui devrait a priori plutôt relever du secret ? Par, et ce pourrait être dans un futur proche, l'utilisation de tests génétiques et donc un dévoiement mercantile des applications de la médecine prédictive ? On comprend bien la nature de l'enjeu que représente la place de la santé dans les choix de la nation et le débat fondamental qui doit se dérouler entre la solidarité relevant de l'État et la responsabilité impliquant chaque citoyen.

LA PLACE DU MÉDECIN DANS LA SOCIÉTÉ

Les hommes ont besoin de médiateurs pour les aider à comprendre tout ce qui leur échappe afin de mieux dominer leurs propres limites. Par exemple, cette médiation entre l'individu et sa dimension spirituelle a souvent été symbolisée par le recours aux prêtres ou aux religieux. On peut d'ailleurs penser que c'est leur raréfaction qui, très probablement, a laissé le champ libre aux sectes de tous ordres et à leurs gourous tant ce besoin d'être guidé dans la quête spirituelle correspond à une nécessité existentielle. Mais la personne a également besoin de médiateur entre elle et sa souffrance. Elle a pour cela recours, dans nos sociétés, aux médecins qui, s'ils ne jouent pas ce rôle, sont remplacés par les guérisseurs ou autres praticiens de médecines parallèles.

Face à la souffrance, la personne a besoin d'être écoutée, comprise et accompagnée. Il n'est qu'à voir les problèmes quotidiens de chômage, de familles éclatées, de logements inadaptés, de banlieues insupportables et de transports difficiles et leurs conséquences sur la consommation médicale. Consulter un médecin revient à exprimer la souffrance que l'on porte en soi, et la médicalisation individuelle des problèmes de société apparaît alors non seulement comme un refuge mais bien plus encore comme une des ultimes libertés qui fondent l'existence.

Cette dimension humaniste de la médecine et de la fonction médicale va à l'encontre de la banalisation de la fonction du médecin du fait d'un juridisme excessif, à l'encontre de la perte du magique et du sacré consécutive à la prégnance de l'économique et de l'administratif, à l'invasion de la technique et de la gestion, à la transformation du médecin en prestataire de service comme un autre.

La médecine a aujourd'hui le choix entre deux humanismes. Tout d'abord l'humanisme de l'autre homme, tel que le définit Levinas, symbolisé par la relation bienveillante et singulière à autrui, suscitée par sa fragilité et la bienfaisance qu'elle appelle en retour. Cette relation n'est pas réciproque et revient en quelque sorte à une éthique de la bonté : il s'agit de faire le bien.

À côté de cet humanisme de l'autre homme, l'humanisme des droits de l'homme repose, lui, sur une relation d'égal à égal, entre hommes libres et égaux en droit. Cette relation est basée sur un contrat commun définissant ce qui doit être universellement respecté chez tous : il s'agit d'une certaine façon d'une éthique du devoir.

Ces deux humanismes sont parfois en conflit, car certains grands principes s'imposent à notre raison humaniste : la non-discrimination entre les hommes au regard de la médecine prédictive, le respect de la liberté de chacun mais la nécessaire solidarité qui justifie que la collectivité contrôle chacun, le respect de la dignité de l'homme qui résume toutes les autres, la valeur sacrée de la vie qui se heurte pourtant au diagnostic prénatal et à l'interruption volontaire de grossesse. En fait, ces deux humanismes résument deux morales différentes : la morale téléologique, qui est la morale de la finalité développée par Aristote, et la morale déontologique qui est la morale universelle et absolue définie par Kant. La médecine oscille ainsi entre le bien singulier à faire et les principes universels à respecter, entre le principe de bienfaisance et celui d'autonomie, entre éthique de la bonté et éthique du devoir. Les récents textes législatifs et jurisprudentiels relatifs au consentement, à l'information et au respect du refus de soins s'inscrivent dans cette lignée. L'État protège souvent contre eux-mêmes les toxicomanes, les grévistes de la faim, les suicidants récidivistes. La frontière est étroite entre la tolérance morale et l'indifférence immorale, l'équilibre entre liberté des patients et indifférence coupable reste difficile à trouver.

Le premier droit des personnes devrait donc être le droit à des médecins qui redeviennent ceux qui soignent, qui traitent, mais également prennent soin. Tout simplement parce que l'homme n'a pas changé et que la permanence des problèmes, quelque peu oubliée, s'impose au travers des nouveaux révélateurs de la modernité. Le véritable danger n'est pas la connaissance mais la technique et l'utilisation qui en est faite. Cet état de fait souligne combien ces nouvelles connaissances nous placent face à de nouvelles situations, lesquelles nous imposent de nouveaux choix mettant en cause de nouvelles libertés et de nouvelles responsabilités. Or l'étape du choix constitue le questionnement éthique et montre combien la préoccupation éthique occupe une place centrale dans la réorganisation de notre système de santé.

LA FORMATION DES MÉDECINS ET LA CULTURE-SANTÉ

Comment, au terme de cette analyse, ne pas comprendre que la formation des médecins et plus largement des professionnels de santé est devenue totalement inadaptée, obsolète et parfois même dangereuse. Comment ne pas admettre que le domaine de la santé doit être totalement reconsidéré et intégré comme un tout comparable aux grandes disciplines que sont les sciences, les lettres, le droit, les sciences économiques ou les beaux-arts pour n'en citer que quelques-uns. Dans un monde où la santé devient une priorité sociale voilà qu'elle n'est officiellement enseignée que dans les facultés de médecine alors même que celles-ci diminuent leur nombre d'étudiants sous la contrainte du *numerus clausus.* Autrement dit, alors que le besoin grandit en connaissance de la santé, que ses champs se diversifient, voilà que les médecins sont exclusivement préparés à soigner. Cette tâche, évidemment primordiale, n'est pas suffisante. Il est indispensable et urgent que le monde de la santé reçoive une culture commune comme il y a une culture littéraire, scientifique ou artistique. Il est tout aussi urgent que nos futurs médecins soient formés à être des humanistes connaissant l'âme humaine aussi bien que le métabolisme des acides aminés, mais aussi des techniciens, des praticiens ou des épidémiologistes, des gestionnaires ou des communiquants, des ingénieurs ou des chercheurs, des juristes ou des enseignants.

Cet enjeu de la formation des médecins est essentiel. Il s'intègre dans un ensemble beaucoup plus vaste concernant la santé dans sa globalité avec tous ses acteurs. Il représente de notre point de vue une priorité pour les gouvernants de notre pays.

Le bilan de la formation actuelle des futurs médecins vient largement étayer cette opinion et conduit à faire des propositions qui nous paraissent s'imposer naturellement.

DEUXIÈME PARTIE

Formation actuelle des médecins

Riche d'une tradition de qualité et de créativité, la médecine française, qui a dû affronter au cours des dernières années quelques critiques, n'a jamais démérité. Elle continue de former des praticiens compétents, susceptibles d'apporter aux malades des soins de qualité et plus globalement de répondre de manière satisfaisante aux besoins de santé de la population. Néanmoins, les évolutions récentes analysées dans la première partie conduisent naturellement à s'interroger sur les réformes nécessaires pour adapter la formation des futurs médecins, non seulement aux nouvelles conditions d'exercice mais aussi aux nouvelles exigences de la santé publique et des règles communes européennes.

Dans cette perspective, il est indispensable de dresser d'abord l'état des lieux concernant les études médicales et la formation des médecins de manière à identifier les dysfonctionnements et les insuffisances auxquels il devrait être possible de remédier. Ce bilan ne peut faire l'économie d'une réflexion sur la démographie médicale et le contexte international.

Les études médicales occupent dans l'enseignement supérieur français une place singulière. Elles ont en effet trois spécificités.

- D'abord leur finalité professionnelle : en l'état actuel de la réglementation, elles préparent exclusivement à l'exercice soit en tant que médecin généraliste, soit en tant que médecin spécialiste.

- Elles ont ensuite un statut partiellement dérogatoire. L'ordonnance n° 58-1373 du 30 décembre 1958, relative à la création des centres hospitaliers et universitaires (CHU), à la réforme de l'enseignement médical et au développement de la recherche médicale, a prévu que les structures universitaires organisant les enseignements médicaux et les centres hospitaliers des villes sièges de ces structures, sont tenus d'organiser conjointement l'ensemble de leurs services en centres de soins, d'enseignement et de recherche qui prennent le nom de centres hospitaliers et universitaires, et que les membres du personnel médical des CHU doivent exercer conjointement les fonctions universitaires et hospitalières.

- Elles sont placées, sous la tutelle conjointe du ministère de l'Éducation Nationale, de l'Enseignement Supérieur et de la Recherche et du ministère de la Santé, ce dernier étant associé à toutes les décisions concernant les enseignements médicaux.

Ces particularités peuvent expliquer la réputation de complexité qui s'attache au régime des études médicales. Comme l'écrivait déjà le conseiller d'État Fougère dans un rapport rédigé en 1977, « les études médicales ont été l'objet au cours des trente dernières années de réformes importantes qui ont affecté l'ensemble du cursus de formation... C'est donc un ensemble complexe de dispositions qu'il est nécessaire d'analyser, si l'on veut bien décrire le nouveau régime des études médicales[1]. »

Dans cette deuxième partie, nous voulons donc faire le bilan des dispositions législatives actuelles sur les études médicales et décrire les modalités de formation des médecins en référence aux modifications récentes et partielles apportées aux deux premiers cycles. De même, il importe de situer cette formation dans le contexte européen et plus généralement international.

1. Fougère L. *Rapport sur la réforme des études médicales.* Paris, La Documentation Française, 1977.

La formation initiale

LES TROIS PREMIÈRES ANNÉES DE MÉDECINE

Les trois premières années de médecine sont constituées par les deux années du 1er cycle (PCEM1 et PCEM2) et par la première année du 2e cycle (DCEM1).

Première année du premier cycle

Pour s'inscrire en première année, qui est commune aux études médicales et odontologiques (PCEM1), il convient d'être titulaire du baccalauréat ou d'un titre jugé équivalent. À l'issue de cette première année, des épreuves de classement sont organisées en vue de n'admettre en deuxième année du premier cycle des études médicales ou odontologiques qu'un nombre limité d'étudiants fixé réglementairement chaque année, par discipline et par établissement (arrêté conjoint du ministre de l'Éducation Nationale et du ministre de la Santé depuis la loi du 12 juillet 1971 complétée en 1979).

Les étudiants sont autorisés à prendre deux inscriptions sur deux années consécutives. À titre tout à fait dérogatoire, un très petit nombre de candidats peut être autorisé par le président de l'université à prendre une troisième inscription, sur proposition du directeur de l'université de formation et de recherche médicale (UFR).

Les étudiants admis choisissent leur discipline (médecine ou odontologie) en fonction de leur rang de classement.

L'enseignement des trois premières années est organisé conformément aux dispositions de l'arrêté du 18 mars 1992, modifié par l'arrêté du 21 avril 1994.

Dans son article 11, cet arrêté prévoit que « les enseignements de la première année du premier cycle des études médicales... comportent des enseignements théoriques, dirigés et pratiques. Les enseignements sont organisés en six modules de 60 à 90 heures. Le volume total des enseignements ne peut être inférieur à 500 heures ni supérieur à 540 heures » :

– pour trois de ces six modules, l'enseignement doit porter obligatoirement sur la physique et la biophysique, la chimie, la biochimie et la biologie moléculaire, la biologie cellulaire ; correspondant à deux autres « modules ou fractions de module », on retrouve d'autres enseignements obligatoires (anatomie, embryologie et biologie du développement, histologie et cytologie, physiologie et biostatistiques) parmi lesquels les universités peuvent dégager des priorités ;

– enfin, et il s'agit d'une nouveauté de l'arrêté du 18 mars 1992, un module a été consacré à la culture générale.

Récemment, l'arrêté du 21 avril 1994, puis l'arrêté du 2 mai 1995 ont substitué l'intitulé de « sciences humaines et sociales » à l'intitulé de « culture générale », ce qui se voulait davantage explicite en termes de contenu d'enseignement.

Les objectifs de ce module sont ainsi précisés :

– acquérir les outils de base de la sociologie, de la psychologie sociale, de la démographie, du droit national, européen et international, de l'économie, de la communication et de l'information ;

– aborder les grandes questions d'éthique dans la société ;

– traiter des thèmes dans le domaine de l'anthropologie et de l'économie des systèmes de santé, avec une liste d'ouvrages à consulter ou une série de conférences, « dans le but de développer chez les étudiants une approche disciplinaire des problèmes de la société et de susciter leur réflexion sur la place de leur future pratique dans un contexte élargi ».

Il est également précisé que « le coefficient des épreuves portant sur le module de sciences humaines et sociales doit être supérieur à 20 % de la somme des coefficients. »

En clair, cela signifie que les épreuves organisées dans le cadre du concours d'accès en PCEM2 doivent inclure, pour au moins 20 % du coefficient total, des questions portant sur l'enseignement dispensé au cours du module de sciences humaines et sociales.

On sait que la sélection (le *numerus clausus*) a été instituée en 1972, en fixant le flux d'entrée annuel en PCEM2 à près de 8 500 étudiants.

Il n'est pas indifférent de noter que la motivation première pour limiter l'accès des étudiants aux études médicales avait été, en 1972, de garantir la qualité de la « formation clinique et pratique dans les services hospitaliers ». Ce flux a été maintenu sans changement notable jusqu'en 1977/1978, conduisant à l'entrée en médecine de près de 50 000 futurs médecins (dont les plus âgés aujourd'hui ont à peine plus de 45 ans !). C'est au cours des douze années suivantes que le *numerus clausus* a été régulièrement abaissé passant entre 1979 et 1992 de 8 000 à 3 500, plancher en deçà duquel il ne semble pas raisonnable de descendre.

On peut donc déjà remarquer qu'au cours des quinze dernières années, le nombre d'étudiants en médecine a été réduit par trois. Une des conséquences est que la culture médicale, et plus largement la culture santé, se trouvent réduites dans le pays. Cette évolution est en contradiction avec la place croissante des problèmes de santé dans l'organisation de notre société.

Aujourd'hui, le concours d'entrée en PCEM2 est très sélectif ; le tableau I montre l'évolution des effectifs d'étudiants qui s'inscrivent en PCEM1 et passent en PCEM2, au cours des treize dernières années. Cette sélectivité est d'autant plus grande que le nombre d'étudiants qui s'inscrivent en médecine est croissant.

En particulier, la rentrée universitaire 1994 en médecine a été marquée par un afflux d'étudiants – sans précédent – se traduisant finalement par l'inscription en PCEM1 de plus de 30 000 jeunes filles et garçons.

Les données précises, établies par l'administration des facultés, indiquent cependant que l'augmentation des inscriptions en PCEM1 n'est pas un phénomène apparu brutalement à l'occasion de la rentrée universitaire 1994 : déjà, en 1993, l'accroissement observé était voisin de 20 %.

Finalement, avec l'afflux constaté à la rentrée 1994 (+ 25 %), les facultés de médecine ont vu les effectifs d'étudiants inscrits en PCEM1 croître de plus de 50 % entre 1992 et 1994. Après ces années de très forte croissance, les effectifs en PCEM1 se sont stabilisés en dessinant un plateau à 30 000 pour 1995 et 1996. Chaque année, parmi ces 30 000, près de deux tiers sont des nouveaux inscrits, le nombre de redoublants étant légèrement supérieur à 10 000.

Une telle augmentation mériterait une analyse qualitative approfondie, permettant de dégager les motivations qui peu-

Tableau I Sélectivité du concours d'entrée en PCEM2.

Années	Inscriptions en PCEM1	*Numerus clausus* médecine	*Numerus clausus* odontologie
1982-1983	26 549	5 900	1 317
1983-1984	25 442	5 000	1 159
1984-1985	24 366	4 750	1 020
1985-1986	22 357	4 754	1 020
1986-1987	21 793	4 460	950
1987-1988	21 712	4 100	900
1988-1989	21 574	4 100	850
1989-1990	21 657	4 000	850
1990-1991	20 181	4 000	850
1991-1992	18 594	3 750	800
1992-1993	19 359	3 500	800
1993-1994	23 393	3 570	800
1994-1995	30 024	3 576	800

vent aujourd'hui conduire un très grand nombre de jeunes étudiants à « tenter leur chance » en médecine malgré toutes les difficultés annoncées.

Parmi les « motivations négatives » de cette analyse, il faut certainement citer les incertitudes qui pèsent sur les conditions d'exercice professionnel et la démographie médicale qui continue de se dégrader.

En effet, cette dégradation se poursuivra jusqu'à ce que les promotions pléthoriques d'étudiants ayant débuté leurs études dans les années 1968-1972 en aient terminé avec leur activité professionnelle, libérale ou salariée, ce qui se produira mécaniquement au début des années 2000 ; dès lors, les « sorties » de la profession deviendront très supérieures aux « entrées » et la démographie médicale diminuera.

Parmi les « motivations positives », il faut vraisemblablement retenir la notion largement répandue dans l'opinion publique selon laquelle il n'y aurait pas de chômage en médecine. Il est également possible que la durée des études – en pratique supérieure à 10 ans avant l'installation – constitue une garantie contre les difficultés d'emploi qui caractérisent de nombreux secteurs professionnels. Enfin, il ne faut pas négliger une série de motifs généreux comme la vocation humanitaire ou l'envie de porter assistance dans une période où les exclus sont de plus en plus nombreux.

Néanmoins, quelles que soient les considérations dans un sens ou dans l'autre, les 30 000 inscrits d'octobre 1994, 1995 ou 1996 étaient prêts à se soumettre à une série d'épreuves pour accéder en PCEM2, au terme d'une sélection particulièrement féroce, puisque le *numerus clausus* reste fixé depuis 1993 à moins de 3 600 places en deuxième année, pour l'ensemble des 43 facultés de médecine. L'annexe 1 (voir p. 47) permet de caractériser les étudiants réussissant le « concours » d'entrée en PCEM2 dans une faculté parisienne.

La rigueur de cette sélection pose évidemment la question du devenir des très nombreux « collés » qui, le cas échéant, auront pu tout au long de leur(s) année(s) d'études acquérir des connaissances de bon niveau dans plusieurs disciplines de sciences fondamentales et même en sciences humaines et sociales.

Il faut donc retenir que, depuis 1992, l'attrait pour les études médicales est tel que la proportion des étudiants qui accèdent en deuxième année est – compte tenu du *numerus clausus* – de l'ordre de 12 %. Parmi ces « heureux élus » la majorité sont des redoublants et/ou ont bénéficié d'une préparation privée.

Ainsi, le très grand nombre d'étudiants inscrits en PCEM1 – alors qu'environ 12 % d'entre eux pourront poursuivre leur formation médicale – justifie de rechercher les conditions dans lesquelles des passerelles vers d'autres types de formations universitaires (et professionnelles ?) pourraient être développées.

Ces passerelles devraient être largement présentées aux jeunes étudiants dès leur première inscription en PCEM1 et nombre d'entre eux (notamment les « reçus-collés »), qui ne sont finalement pas admis à accéder au PCEM2, pourraient y trouver des possibilités d'évolution satisfaisante. Au demeurant, une appréciation du problème posé par les « reçus-collés » implique de s'interroger aussi sur la comparaison qui peut être faite entre les notes finales des étudiants au terme du PCEM1, selon la faculté à laquelle ils appartiennent. Ainsi, certains établissements peuvent avoir une politique de notation qui fait que les premiers non reçus obtiennent une note qui peut être supérieure à 14/20 ;

d'autres peuvent faire davantage coïncider le fait d'être reçu ou non avec la moyenne. Il y a une très grande hétérogénéité d'attitudes à cet égard.

Au total, chaque année, près de 10 000 étudiants – qui étaient très souvent sortis des études secondaires titulaires d'un bac scientifique avec mention – se retrouvent exclus de la faculté de médecine après deux échecs successifs au concours d'entrée en PCEM2 ; la grande majorité d'entre eux n'a alors pratiquement aucune possibilité d'équivalence à faire valoir.

Un tel dispositif de passerelles et de possibilités de réorientation, suffisamment développé, permettrait aux étudiants connaissant deux échecs successifs à l'entrée de PCEM2 – et qui sont nécessairement les plus nombreux – de valoriser le travail effectué pendant deux années et d'échapper au sentiment d'avoir définitivement perdu leur temps alors qu'ils accédaient à l'enseignement supérieur.

De leur côté, les universités trouveraient sans doute une utilité à continuer d'accueillir dans des cursus diversifiés des étudiants pour lesquels l'investissement (pédagogique et matériel) déjà consenti pour organiser le PCEM1 représente une part très importante de leurs moyens.

Parmi les questions posées sur l'organisation du PCEM1 telle qu'elle est prévue par l'arrêté du 18 mars 1992 modifié, il faut s'interroger sur la finalité et le résultat obtenu, par l'introduction du module de « sciences humaines et sociales » en PCEM1.

En premier lieu, le but était de contester l'orientation exclusivement scientifique sur laquelle était principalement fondée la sélection des étudiants depuis de nombreuses années. Il apparaît désormais à un grand nombre de responsables universitaires que la dimension humaniste de la médecine doit être mieux valorisée. La finalité du nouveau module était donc d'attirer vers la médecine des étudiants qui avaient été sensibilisés aux sciences humaines pendant leurs études secondaires et de leur donner dans le cadre des épreuves d'accès au PCEM2 les moyens d'utiliser leurs acquis et de concurrencer les « forts en math ».

Depuis 1992, une diversification du programme en PCEM1, afin notamment de valoriser les sciences

humaines et sociales, est mise en œuvre ; cette orientation est partagée par l'ensemble des pays développés.

Cette réaction post-flexnérienne, du nom de l'auteur du rapport[2] à l'origine de l'introduction massive des sciences « dures » dans les programmes est bien perceptible dans la plupart des pays occidentaux. C'est ainsi que les États-Unis et le Canada viennent, en 1991, de modifier le *Medical College Admission Test (MCAT)* pour lui donner, à concurrence de 50 %, une orientation favorisant le développement de l'esprit critique et de synthèse, du raisonnement non nécessairement fondé sur des sciences « dures » et des capacités d'expression (voir annexe II, p. 48)[3]. D'autres pays, comme la Grande-Bretagne ou des organisations internationales comme l'OMS proposent également un enrichissement des compétences des futurs médecins.

C'est donc une diversification du recrutement des étudiants rentrant en médecine et un élargissement des compétences et des systèmes de référence des futurs médecins – et notamment de ceux qui se destinent à la pratique clinique – qui étaient recherchés en France.

Les analyses faites par l'administration de l'enseignement supérieur au terme des années 1994, 1995 et 1996 ne démontrent pas que cette tentative de diversification ait été couronnée de succès.

Ainsi, une note de la Direction générale des enseignements supérieurs en date du 24 juin 1996 indique que l'introduction de ce module, l'augmentation de son coefficient dans les épreuves d'admission et les précisions apportées sur son contenu répondaient au souci de ne pas sélectionner les candidats sur leurs seules connaissances en sciences « dures », mais aussi sur les qualités requises en sciences humaines et sociales, testées par des épreuves obligatoirement rédactionnelles.

Il apparaît qu'en fait ce module, au contenu encore très disparate, n'a pas permis de modifier le profil des candidats admis. Il s'agit toujours des meilleurs en sciences fondamentales qui sont classés en rang utile, et aucun littéraire, même avec des options de mathématiques, physique, chimie et biologie renforcées en terminales, n'a de réelles chances de réussite.

---

2. Flexner A. *Medical education in United States and Canada*. The Carnagie Foundation for the advancement of teaching, 1910.

3. Jonas H.S., Etzel S.I., Barzansky B. Undergraduate Medical Education. JAMA, 1990, *264* : 801-809.

Simultanément, il ne faut pas ignorer que la préparation et surtout la correction des épreuves permettant de juger des acquisitions des étudiants au terme du module de sciences humaines et sociales n'est pas chose aisée. La double correction de questions rédactionnelles semble s'imposer et les étudiants en PCEM1 ne sont pas loin de s'interroger sur la fiabilité des notes qui sanctionnent ces épreuves rédactionnelles ; à tort ou à raison, la même question ne se pose pas pour les « questions à choix multiples » (QCM).

Cette sélection qui perdure, privilégiant les connaissances scientifiques, est critiquée. Car beaucoup de ce qui est appris en PCEM1 n'est pas utilisé ensuite dans le cursus, ou est oublié quand il devrait resservir. En revanche, des matières proprement médicales, telle l'anatomie, peuvent ne pas avoir été étudiées et elles manquent très rapidement et parfois durablement à l'étudiant, qui peut aborder les premiers stages pratiques et des spécialités comme la chirurgie, sans les bases requises en la matière.

Une redéfinition de cette première année s'impose donc. Pour les besoins de formation et de meilleure sélection des futurs médecins, mais sans oublier que 80 à 90 % des étudiants qui la suivent ne seront pas admis à poursuivre en médecine ou en odontologie, que certains de ceux qui ont eu la moyenne générale aux épreuves choisiront d'entrer de droit en deuxième année de DEUG de sciences de la vie et de la terre, et que beaucoup pourraient poursuivre ou recommencer un cursus, soit en continuant de se destiner à une profession de santé, soit dans un tout autre domaine.

Pour être admis à poursuivre ses études médicales au-delà de la première année, l'étudiant doit figurer donc en rang utile sur la liste de classement établie par son UFR à l'issue des épreuves organisées au cours et au terme du PCEM1.

Avant l'entrée en PCEM2, les étudiants qui ont réussi ce qu'il faut bien appeler un concours en fin de PCEM1 effectuent un stage « infirmier » destiné à les initier aux fonctions hospitalières.

Deuxième année du premier cycle et première année du deuxième cycle

Les enseignements de la deuxième année du premier cycle (PCEM2) et de la première année de deuxième cycle (DCEM1) portent sur les mêmes disciplines qui sont reprises et approfondies et abordent la sémiologie clinique, biologique et des techniques d'imagerie médicale. Trois cents heures de travaux pratiques et dirigés doivent être suivies et 400 heures de stages effectuées. Ces derniers ont pour but d'initier les étudiants aux fonctions hospitalières. Les deux années – et singulièrement le PCEM2 – sont souvent considérées par les étudiants eux-mêmes comme un temps de « récupération » après les efforts intenses fournis pour franchir le barrage de la première année. On remarquera que la séparation des premier et deuxième cycles est parfaitement artificielle entre P2 et D1 qui semblent bien au contraire constituer un tout.

Annexe I

Étudiants entrant en PCEM2 : les données d'une faculté parisienne[4]

Étudiants admis en PCEM2 au terme de l'année universitaire 1993-1994

• *Nombre* : 87 (*numerus clausus* stable).
• *Sex-ratio* : 36/87, ce qui correspond à une féminisation de près de 60 % en constante et sensible augmentation (à comparer avec les 50 % de 1993).
• *Baccalauréat* : 67 baccalauréats C et 20 baccalauréats D, dont 12 mentions « très bien » (10 C et 2 D), 21 mentions « bien » (17 C et 4 D) et 30 mentions « assez bien » (22 C et 8 D), ce qui correspond à un total de 63 étudiants avec mention sur 87 admis (72 %).
• Scolarité particulière avant l'inscription en PCEM1 :
– classe de mathématiques supérieures, 15 étudiants ;
– classe de mathématiques spéciales, 4 étudiants ;
– DEUG, 6 étudiants ;
– préparation HEC, 1 étudiant ;
– INSA, 1 étudiant ;
– hypokhâgne, 1 étudiant.
• Nombre indéterminé mais important et croissant d'étudiants s'astreignant également à une préparation parallèle privée.

4. Chabot J.-M. Les étudiants entrant en médecine : quelques points de repères. Rev Prat, 1995, *45* : 743-744.

- Rapport primant/doublant : 39 des 87 admis en PCEM2 étaient « primants », ce qui correspond à un pourcentage de près de 45 %, plutôt supérieur à ce qui était observé ces dernières années.
- Choix médecine/dentaire :

– les 87 médecins sont parmi les 89 premiers ;

– 2 seulement des 89 premiers ont choisi dentaire (le 24e et le 30e) ;

– 8 des 12 suivants non admis en médecine mais admissibles en dentaire ont renoncé aux 12 places d'odontologie restantes pour retenter médecine l'an prochain. Deux d'entre eux étaient des redoublants qui préfèrent demander à tripler plutôt que renoncer à leur choix d'être médecins (alors que 6 autorisations de triplement seulement sont possibles).

Annexe II

Étudiants entrant en médecine en Amérique du Nord

Les données sont issues des 126 écoles de médecine nord-américaines (États-Unis et Canada).

Le tableau ci-dessous indique, sur une période récente de dix ans, les effectifs d'étudiants qui souhaitent débuter des études de médecine et qui sont finalement acceptés en première année.

Il faut remarquer que l'attirance pour les études médicales avait chuté à la fin des années 1980, jusqu'à un *ratio* de 1,6 représentant le rapport entre les candidats et les admis à débuter la formation médicale. Une telle diminution constituait une perspective menaçante pour les écoles, dans le budget desquelles les droits d'inscription et de scolarité des étudiants inscrits représentent une part importante.

Il est possible que la forte augmentation des candidats perceptible depuis 1990 (de 26 000 à plus de 42 000) soit également liée à l'évolution des épreuves du *Medical College Admission Test*. En effet, depuis 1991, cette épreuve repose, pour 50 %, sur des disciplines non scientifiques et fait largement appel aux capacités d'interprétation et de raisonnement des candidats futurs médecins.

La proportion de jeunes femmes est, comme en Europe, en augmentation sensible au cours de ces dernières années ; les étudiantes admises en première année représentent maintenant 42 % de l'effectif total, alors qu'elles ne constituaient que 34 % de cet effectif voilà 10 ans.

Années	Étudiants souhaitant débuter des études de médecine	Étudiants acceptés en première année	Ratio
1984-1985	35 944	17 194	2,1
1985-1986	32 893	17 228	1,9
1986-1987	31 323	17 092	1,8
1987-1988	23 123	17 027	1,7
1988-1989	25 721	17 108	1,6
1989-1990	25 915	16 975	1,6
1990-1991	29 243	17 206	1,7
1991-1992	33 301	17 436	1,9
1992-1993	37 410	17 464	2,1
1993-1994	42 808	17 362	2,5

Données fournies par Medical School Admission Requirements, Association of American Medical Colleges, section for Student Services.
(D'après Barzansky B., Jonas H.S., Etzel S.I. Educational programs in US Medical Schools, 1994-1995. JAMA, 1995, *274* : 716-722.)

LA DEUXIÈME PARTIE DU DEUXIÈME CYCLE

Organisée par l'arrêté du 24 juillet 1970 modifié et notamment par les décrets du 7 avril 1988 modifiés, du 15 novembre 1996 et par l'arrêté du 4 mars 1997, la deuxième partie du deuxième cycle (DCEM2, DCEM3, DCEM4) a une durée de trois ans, et un horaire de 1 000 heures d'enseignement maximum. Les années de DCEM2, DCEM3 et DCEM4 sont consacrées à l'enseignement de la pathologie et de la thérapeutique. Elles comportent une formation théorique et une formation clinique.

L'enseignement théorique porte sur les matières ou groupes de matières obligatoires suivantes : cancérologie ; cardiologie et maladies vasculaires ; dermatologie ; endocrinologie et métabolisme ; gérontologie ; gynécologie ; obstétrique et contraception ; hématologie ; hépato-gastro-entérologie ; maladies infectieuses et parasitaires dont infections nosocomiales ; médecine d'urgence ; médecine légale et toxicologie ; médecine du travail ; néphrologie et urologie ; neurologie ; notions générales d'anesthésie et de réanimation (préparation des patients à l'anesthésie et soins post-opératoires) ; nutrition ; ophtalmologie ; oto-rhino-laryngologie ; pathologie de l'appareil locomoteur et médecine physique ; pédiatrie ; pneumologie ; psychiatrie ; santé publique (économie de la santé, épidémiologie, médecine préventive et hygiène, vigilance sanitaire et affections iatrogènes) ; soins palliatifs ; stomatologie ; thérapeutique dont traitement de la douleur ; toxicomanies.

On peut remarquer qu'au cours du deuxième cycle, l'enseignement de la pathologie médicale et chirurgicale est l'objet d'un découpage par certificats excessif et sans rapport avec la pratique d'une médecine s'intéressant à l'ensemble du sujet.

Des enseignements optionnels peuvent être organisés selon des modalités définies par chaque UFR. Ils peuvent porter sur des enseignements autres que ceux précités et peuvent aussi porter sur des enseignements non médicaux utiles à la formation des médecins.

Par ailleurs, des thèmes d'enseignements jugés prioritaires, redéfinis tous les quatre ans seront organisés tous les deux ans sous forme de séminaires. Tous les étudiants de la deuxième partie du deuxième cycle doivent y participer. Ces thèmes portent notamment pour les années 1996 à 2000 sur la pratique de la médecine générale et de la gérontologie, les toxicomanies, la santé publique, le traitement de la douleur et les soins palliatifs.

La formation clinique comporte une participation à l'activité hospitalière et un stage chez un médecin généraliste.

Les fonctions hospitalières exercées par les étudiants durant la deuxième partie du deuxième cycle des études médicales comportent 36 mois de stages et au moins 36 gardes.

Ces stages ont une durée de 2 à 4 mois. Quatre stages doivent obligatoirement s'effectuer dans les spécialités suivantes : pédiatrie, gynécologie-obstétrique, chirurgie (y compris activités d'anesthésie et de réanimation), médecine interne ou gériatrie. Un stage en psychiatrie est recommandé. La validation de la totalité des stages afférents à une année d'études conditionne le passage dans l'année supérieure.

En résumé, pour valider la deuxième partie du deuxième cycle des études médicales, l'étudiant doit avoir :

– validé l'enseignement théorique ;
– validé les stages hospitaliers ;
– participé aux séminaires ;
– effectué au moins 36 gardes ;
– effectué un stage de 10 demi-journées auprès d'un médecin généraliste ;
– validé le certificat de synthèse clinique et thérapeutique qui comportera désormais une épreuve clinique.

Il est difficile d'apprécier les conséquences de l'application de ces mesures. En effet, les textes viennent d'être publiés et l'application partielle qui se faisait depuis la publication d'une circulaire incitative diffusée en mai 1995 ne peut être l'objet d'une évaluation approfondie.

Tout au plus doit-on souligner la volonté de revalorisation de la formation clinique affichée par les nouvelles dispositions qui réglementent le deuxième cycle des études médicales.

Finalement, tout au long des cinq années d'études qui suivent l'accès au PCEM2, conditionné par la réussite au concours de fin de PCEM1, le taux de redoublement des étudiants est faible. Il est inférieur à 5 % en PCEM2, puis croît régulièrement pour devenir légèrement inférieur à 10 % en DCEM3. En revanche, le taux de redoublement au terme du DCEM4 est plus important, mais il s'agit d'un « artifice » : ce sont les étudiants qui se sentent insuffisamment prêts pour se présenter au concours d'internat et qui organisent leur redoublement afin de se ménager une année supplémentaire de préparation.

Hors le fait que cette stratégie n'a pas fait la preuve de son efficacité, il est dommageable que les facultés et les modalités d'accès à un troisième cycle de formation spécialisée s'accommodent de ce type de déviation.

Cependant, dès lors qu'un étudiant ayant validé son deuxième cycle des études médicales est autorisé par sa faculté à passer en troisième cycle, il peut, s'il le souhaite, se présenter au concours d'internat dont la réussite conditionne l'accès aux formations spécialisées (et aux diplômes qualifiants correspondants).

En réalité, ce choix de poursuivre ou non en troisième cycle une formation spécialisée est fait par chaque étudiant beaucoup plus tôt dans le cours des études.

En pratique, c'est, pour la plus grande partie des étudiants, dès le début des études médicales et pour quelques-uns, les plus indécis, à la fin du DCEM1 que doit se faire le choix de préparer ou non le concours d'internat pour tenter de devenir ou non spécialiste.

Ainsi, les années de DCEM2, DCEM3 et DCEM4 se résument, pour la majorité des étudiants inscrits dans les facultés de médecine, à la « préparation du concours d'internat ».

LE CONCOURS DE L'INTERNAT

Présentation générale

L'internat actuel résulte de la mise en place des dispositions législatives de 1979 (loi Veil-Barrot) et de 1982 (loi Savary). Celles-ci ont fait l'objet de nombreux ajustements au cours des quinze années qui ont suivi et constituent donc un ensemble relativement complexe.

À ce jour, le décret du 7 avril 1988 (incluant les modifications ultérieures qui s'y appliquent) regroupe l'essentiel des données réglementaires.

Ces dispositions étaient principalement motivées par la nécessaire harmonisation de l'organisation des études médicales dans les différents pays de l'Union européenne. Cette harmonisation a eu pour conséquence, en France, de mettre un terme à la double voie d'accès aux spécialités (internat des hôpitaux ou certificats d'études spéciales) et d'instituer l'internat universitaire et hospitalier comme voie unique de spécialisation.

Schématiquement, on peut considérer que le dispositif installé au début des années 1980 est un hybride de la double voie antérieure : d'un côté, les fonctions hospitalières des anciens internes des hôpitaux ont été conservées afin d'assurer la formation pratique, et de l'autre, les cours donnés aux étudiants qui suivaient les certificats d'études spéciales (CES) ont été généralisés pour servir de base à la formation théorique des internes inscrits aux nouveaux diplômes d'études spécialisées (DES).

En fait, depuis le début des années 1980, il revient au seul internat de sélectionner l'ensemble des futurs spécialistes, de recruter les internes qui pendant 4 ou 5 ans assureront dans une large mesure le fonctionnement des services hospitaliers, et de permettre une régulation des flux des spécialistes en formation. Cette multiplicité des fonctions ne favorise pas la réussite de chacune d'entre elles.

Quinze années ont désormais passé et une analyse critique du système est utile pour fixer quelques repères et tracer des axes de réflexion avant de faire quelques propositions.

Analyse critique

Elle porte d'abord sur les effectifs étudiants. En 1985, les 2 568 places d'internes DES représentaient 36 % du *numerus clausus* (n.c.) de l'année N-5 (ce qui est une manière d'exprimer le nombre d'étudiants en médecine terminant leur deuxième cycle [DCEM4]). Depuis lors, le nombre de places d'internes DES a proportionnellement beaucoup moins diminué que le n.c. à l'entrée en PCEM2, si bien que, depuis 1992, le nombre d'étudiants préparant une spécialité est devenu supérieur à 50 % de l'effectif total à l'entrée dans le troisième cycle des études médicales (tableau II).

Les orientations prises ces derniers mois ont pour objectif d'inverser l'évolution des douze dernières années pour revenir à un troisième cycle des études médicales au sein

Tableau II Nombre de places à l'internat comparé au nombre d'étudiants.

Années	Nombre de places au concours d'internat	*Numerus clausus* de l'année N-5	%
1996	2 000	4 000	50
1995	2 050	4 000	51
1994	2 050	4 100	50
1993	2 130	4 100	52
1992	2 235	4 460	50
1991	2 330	4 750	49
1990	2 340	4 750	49
1989	2 300	5 000	46
1988	2 350	5 900	40
1987	2 400	6 400	37
1986	2 500	6 400	39
1985	2 568	7 100	36

duquel les futurs généralistes seraient les plus nombreux, préfigurant ce que devrait être le nouvel équilibre dans le corps médical professionnel. Au demeurant, la quasi-totalité des pays développés ont pris des options similaires.

Ensuite, il faut examiner les différentes fonctions (sélection des futurs spécialistes, formation des internes de DES, fonctionnement des hôpitaux, régulation des flux dans les spécialités) que devait assurer l'internat, et sur lesquelles il est maintenant possible de porter un regard avec un recul conséquent.

D'abord la fonction de sélection, au terme du deuxième cycle, des étudiants qui poursuivent un troisième cycle de futurs spécialistes et par défaut, la fonction d'identification de ceux qui se dirigent vers la médecine générale.

Tout au long des douze dernières années, l'attrait des étudiants pour l'exercice des spécialités médicales, et en conséquence la nécessité de se présenter au concours d'internat, se sont constamment accrus. Traditionnellement, dans les années 1960 ou 1970, seuls 10 à 20 % des promotions annuelles avaient une réelle motivation pour la préparation des concours de l'internat des hôpitaux qui constituait la voie royale pour une future carrière hospitalo-universitaire. Les choses ont changé avec l'harmonisation européenne et l'instauration des DES. Ainsi, en 1985, sur l'ensemble des 43 facultés de médecine, le pourcentage d'étudiants qui s'inscrivaient au concours était de l'ordre de 50 % d'une promotion ; il est, aujourd'hui, en moyenne voisin de 85 % avec des disparités locales importantes (depuis 60 % jusqu'à la quasitotalité des étudiants selon les facultés). Cette évolution traduit l'intérêt manifeste des étudiants pour un troisième cycle spécialisé mais pas forcément pour une carrière hospitalo-universitaire.

Il faut donc considérer que – notamment depuis le début des années 1990 – une très large majorité d'étudiants sont candidats au concours d'internat. Parmi ces candidats, le taux de réussite est important, proche de 50 %, au point qu'il est devenu banal de « dénoncer » le manque de sélectivité du concours installé au début des années 1980.

Pour autant, il ne faut pas oublier qu'il s'agit de sélectionner l'ensemble des futurs spécialistes du pays (à qui il reviendra pendant les 4 ou 5 ans que durera leur formation de contribuer largement au fonctionnement des services hospitaliers) et que, jusqu'à ces derniers mois, un effectif de futurs spécialistes correspondant à 50 % des candidats à l'internat paraissait raisonnable.

Il est également exact que ce concours est ouvert à des candidats qui ne peuvent constituer qu'un ensemble très homogène : après l'accès en PCEM2, tous ont validé successivement 5 années d'études de médecine et tous se sont astreints à une préparation assidue. En conséquence, il n'est guère étonnant que finalement, plus de 3 000 des 4 000 candidats se situent dans une zone de quelques dizaines de points au terme d'épreuves notées sur un total de 1 000.

En pratique, cela signifie que pour un concours qui regroupe 4 000 candidats et qui reçoit les 2 000 premiers, les différences entre les candidats qui se répartissent entre la 501e et la 3 000e place sont de l'ordre de la fraction de point.

Ce concours d'internat qui domine le deuxième cycle des études médicales provoque, de surcroît, des conséquences dommageables, principalement de trois ordres.

- En premier lieu, *sa préparation constitue la préoccupation essentielle des étudiants* pendant les deux ou trois années qui précèdent les épreuves du concours : l'attrait pour la spécialité est tel, et donc la réussite au concours tellement impérative, que rien d'autre ne compte aux yeux de la plupart des étudiants ; de là un constat désabusé de nombreux enseignants, incapables d'intéresser des jeunes filles et garçons de près de 25 ans à quoi que ce soit d'autre que la préparation des épreuves du concours.

Il faut bien admettre que la préparation du concours de l'internat apparaît comme la finalité des études de deuxième cycle. Pour y parvenir, les étudiants recherchent avidement le cadre qui leur paraît le plus favorable et qui est rarement celui offert par les facultés.

- En deuxième lieu, *le sentiment d'échec qui prévaut chez ceux qui ne réussissent pas le concours* et se voient destinés – dans le cadre actuel de l'organisation des études médicales – au seul exercice de la médecine générale.

  Cette organisation fait que parmi les futurs médecins généralistes, le plus grand nombre le sont après avoir été exclus du troisième cycle d'études spécialisées ; cette sélection par l'échec qui concerne plus de la moitié des étudiants diplômés par les facultés de médecine ne saurait perdurer indéfiniment.

  Les arguments d'un choix positif pour la médecine générale doivent être dégagés et un dispositif permettant de valoriser ces arguments est à mettre en place. Ce point doit être développé spécifiquement à propos de la place du médecin généraliste dans notre système de soins.

- En troisième lieu, *l'effectif et la répartition des internes étudiants de DES suivant les différentes filières spécialisées* de troisième cycle. Le tableau III reprend les places mises aux concours dans les différentes filières d'internat depuis 1984. Parmi les différentes questions envisagées, il faut surtout insister sur le devenir en post-internat des étudiants diplômés. La majorité d'entre eux se destine, au terme de l'internat et du clinicat, à un exercice libéral. Il apparaît donc essentiel d'analyser les conditions d'exercice (organisation du système de soins, densité médicale, évolutions épidémiologiques...) en milieu libéral, avant de déterminer les places mises au recrutement. Dans bien des cas, ces analyses pourraient révéler des divergences avec les besoins légitimes de fonctionnement des services hospitaliers, dans lesquels les étudiants accomplissent leur formation pratique. La prise en compte de ces divergences et des conséquences qui en découlent n'est pas la moindre des difficultés à résoudre.

Au-delà de ces trois conséquences dommageables principales, il peut être utile d'examiner cinq autres implications du concours d'internat qui ponctuent le deuxième cycle.

Premièrement, *la préparation du concours d'internat ne fait toujours pas partie, en 1997, des finalités institutionnelles de la plupart des facultés de médecine.* En effet, la préparation de l'internat des hôpitaux, antérieurement à 1982, n'était pas le fait des facultés. Le concours de l'internat des hôpitaux se préparait dans le cadre idéal – et à l'époque artisanal, dans le meilleur sens du terme – d'une conférence « officieuse et privée » (familièrement appelées les « écuries »). Au demeurant, l'effectif des étudiants concernés était faible, de l'ordre de 5 à 20 % d'une promotion dans la plupart des facultés. Pour le reste de chaque promotion annuelle (dont le total pour la France était supérieur à 10 000 étudiants entre 1965 et 1980), les cours dispensés par la faculté constituaient l'activité essentielle. Depuis douze ans et depuis l'institution du nouvel internat qui représente la voie unique et obligatoire pour accéder aux formations spécialisées de troisième cycle, la situation numérique a radicalement changé : ce sont maintenant 60 à 95 % d'une promotion selon les facultés qui préparent le concours actuel, alors que le *numerus clausus* a eu pour effet de réduire la promotion annuelle totale à moins de 4 000 étudiants. Simultanément, depuis le début des années

Tableau III Internat en médecine : postes offerts au concours.

Filières	**1984**	**1985**	**1986**	**1987**	**1988**	**1989**	**1990**	**1991**	**1992**	**1993**	**1994**	**1995**	**1996**
Spécialités médicales	618	1 305	1 260	1 222	1 275	1 275	1 281	1 275	1 265	1 030	980	1 140	1 110
Spécialités chirurgicales	327	555	529	518	525	525	529	505	450	425	435	435	430
Biologie médicale	167	221	220	220	220	190	150	150	130	115	115	115	110
Psychiatrie	123	235	300	380	330	310	280	270	235	225	210	210	200
Santé publique	173	231	170	60			40	55	70	80	85	85	85
Recherche médicale	14	21	21	0									
Médecine du travail							60	75	85	95	65	65	65
Anesthésiologie-réanimation chirurgicale										160	160		
Total	**1 452**	**2 568**	**2 500**	**2 400**	**2 350**	**2 300**	**2 340**	**2 330**	**2 235**	**2 130**	**2 050**	**2 050**	**2 000**

1980, les étudiants ont adopté le comportement « traditionnel » de préparation à l'internat dans des conférences privées en dehors de la faculté ; il existe donc une situation réelle d'absentéisme surtout en DCEM2, DCEM3 et DCEM4, même si les situations peuvent varier d'une faculté à l'autre.

Deuxièmement, la préparation du concours de l'internat actuel nécessite que *les étudiants maîtrisent tout autant le programme des connaissances et les types d'épreuves* sur lesquels ils seront jugés. Ainsi, les facultés de médecine ne peuvent ignorer ni ce programme, ni ces épreuves, ce qui implique évidemment les risques d'une transformation des facultés en établissements de préparation au concours, jusqu'à l'apprentissage stérilisant de la docimologie et la perte de l'identité universitaire.

Troisièmement, tel qu'il est organisé aujourd'hui, le concours de l'internat et les résultats qu'il produit se prêtent avec complaisance à une analyse des « performances » obtenues par les étudiants selon leur faculté d'origine. Certes, il est dynamisant d'évoluer dans un environnement concurrentiel (de ce point de vue, un brutal retour en arrière avec perte de cette notion de compétitivité est peu imaginable), mais il serait préférable que les critères sur lesquels pourrait s'établir une *« compétition » entre les étudiants et entre les facultés* soient valides. Dans un autre registre, certaines facultés, notamment parisiennes, doivent s'accommoder d'une autre concurrence : celle des officines de plus en plus sophistiquées de préparation au concours, auxquelles les étudiants peuvent consacrer des budgets annuels allant jusqu'à 15 ou 20 000 francs, selon les données communiquées par les représentants des étudiants.

Quatrièmement, il s'agit de la *désaffection qui touche tout au long du deuxième cycle la formation clinique.* Il s'agit là d'une conséquence extrêmement malheureuse du peu de motivation ressenti par les étudiants pour rester au « lit du malade », mais à leur décharge, il est vrai que les compétences cliniques ne sont pas aujourd'hui prises en compte de manière déterminante, ni dans le cursus de faculté, ni par les épreuves du concours d'internat actuel. De ce dernier point de vue, il faut espérer que les dernières dispositions réglementaires, déjà évoquées page 49, seront efficaces.

Cinquièmement, enfin, il faut observer et souligner avec force, *l'absence quasi absolue tout au long du deuxième cycle des études médicales de ce qui pourrait contribuer au développement d'une culture humaniste chez les futurs médecins.* L'éthique, les notions de responsabilités professionnelles et sociales, les qualités relationnelles, tous les éléments qui sont à prendre en compte pour assurer aux malades la meilleure écoute possible et les meilleures chances d'un suivi attentif et efficace, tout ceci n'est peu ou pas du tout abordé avec les étudiants. Il est vrai qu'il ne s'agit pas d'aspects de la culture médicale qui pourraient facilement être inscrits au programme du concours d'internat et s'accommoder de la docimologie actuellement en vigueur.

Bien que notre but ne soit pas de nous pencher sur les modalités pratiques du concours, nous ne pouvons passer sous silence quelques observations qu'il faudra prendre en compte lors des réformes futures. Il apparaît ainsi à l'analyse des différentes épreuves qui constituent le concours de l'internat que l'épreuve de dossiers est déterminante pour créer les différences de score et donc de classement les plus importantes. C'est cette épreuve qu'il convient de réussir au mieux pour être bien classé. Les modifications introduites en 1995 avaient d'ailleurs pour but principal la valorisation de l'épreuve de dossiers, afin de susciter un plus grand intérêt pour les études cliniques de cas et la discussion d'observations de malades. Il faut tout faire pour développer encore cet aspect clinique et pratique plutôt que les épreuves type QCM qui mettent l'accent sur un apprentissage de la forme au détriment du fond. Quoi qu'il en soit, d'une manière générale les observations faites témoignent du bon degré de fiabilité des épreuves de concours d'internat, comme l'atteste également le coefficient de corrélation de rang entre le classement Nord et le classement Sud qui est fortement significatif, puisque ce sont les mêmes candidats qui se retrouvent bien classés dans les deux zones.

Au total, on voit bien que plusieurs évolutions qui se sont produites au cours des dernières années plaident pour la mise en place d'un dispositif d'accès au troisième cycle des études médicales qui permettrait de « gommer » la notion d'échec à l'internat que certains généralistes peuvent aujourd'hui ressentir. Parmi ces évolutions, il faut en retenir principalement deux. D'abord l'internat lui-même a changé de nature puisqu'il est devenu la voie unique de formation aux spécialités et concerne désormais un étudiant sur deux. Ce n'est donc plus le moyen de sélectionner une élite numériquement réduite, élite qu'il faudra impérativement ré-identifier, peut-être plus tardivement et par une autre procédure. Ensuite, il semble bien que le rôle, les fonctions, l'image et le statut même des médecins généralistes doivent être valorisés au sein de notre système de santé et plus largement dans notre société.

LE TROISIÈME CYCLE

Les étudiants de troisième cycle (internes de spécialités ou bien résidents selon les résultats d'un concours dont les différences s'expriment le plus souvent en millièmes de points) sont astreints à une formation théorique et pratique : 15 ans après la mise en œuvre des dispositions issues de l'obligation de respecter les directives européennes, force est de constater que la formation théorique et sa validation sont le plus souvent trop informelles.

À l'issue du deuxième cycle deux orientations s'offrent aux étudiants, selon qu'ils souhaitent exercer la médecine générale ou exercer en qualité de spécialiste. Le statut des étudiants de troisième cycle (internes et résidents) est fixé par les décrets du 2 septembre 1983 et du 29 avril 1988.

Formation des médecins généralistes

Il faut revenir sur les conditions dans lesquelles les étudiants peuvent s'engager vers un troisième cycle de médecine générale, afin de bien les comprendre au moment où le médecin généraliste redevient un acteur essentiel du système de santé. Pour 30 à 40 % d'entre eux, il s'agit d'étudiants qui ne souhaitaient pas s'engager dans un troisième cycle de spécialités mais qui, pour autant, ne sont pas obligatoirement motivés par la perspective d'une carrière de médecine générale. Certains peuvent l'être, mais d'autres suivent le résidanat de médecine générale car c'est la seule voie de sortie des études médicales en dehors du concours de l'internat. Ultérieurement, après avoir validé leurs deux années de résidanat, ces derniers pourront s'engager vers d'autres formations les conduisant souvent vers des professions « non soignantes ». Pour 60 à 70 % d'entre eux, il s'agit d'étudiants qui ont connu un ou deux échecs au concours d'internat et qui sont contraints d'effectuer le résidanat pour conclure leurs études de médecine. Chemin faisant, certains développent une vraie motivation pour la médecine de premier recours, mais d'autres non.

Il existe donc un réel problème de la sélection par l'échec des futurs généralistes. Cette situation est non seulement mal vécue par une partie des médecins généralistes mais, en outre, du fait d'une large médiatisation des problèmes médicaux, elle est désormais comprise par le grand public avec les conséquences que cela peut avoir dans la confiance placée dans la médecine générale.

Actuellement, le troisième cycle de médecine générale a une durée de deux ans à temps plein. La formation assurée au cours de ce cycle est de nature théorique et pratique. Elle comporte notamment des stages hospitaliers, pour lesquels les étudiants de troisième cycle perçoivent la même rémunération que les internes de spécialité de 1re ou 2e année d'internat ou extra-hospitaliers ; cette formation pratique est complétée par un stage chez un praticien d'une durée totale de 30 demi-journées. Des dispositions européennes, qui auraient dû s'appliquer depuis le 1er janvier 1995, indiquent que ce stage chez le praticien de soins primaires devrait être porté à six mois. L'ordonnance n° 96-345 du 24 avril 1996 relative à la maîtrise médicalisée des dépenses de santé a ainsi porté de deux ans à deux ans et demi la durée du troisième cycle de médecine générale. Une note de la Direction générale des enseignements supérieurs indique que cet allongement est destiné à améliorer la préparation des futurs généralistes à leur exercice, en adjoignant un semestre de formation auprès d'un praticien de ville, ce qui mettra le cursus des études françaises en conformité avec la directive européenne du 5 avril 1993 (article 21) sur la libre circulation des médecins et la reconnaissance mutuelle de leurs diplômes, certificats et autres titres.

À l'issue de cette formation, il est délivré aux candidats qui ont satisfait aux obligations de formation, et qui ont soutenu une thèse, le diplôme d'État de docteur en médecine avec une qualification, en médecine générale. Sans mention de cette qualification, ce diplôme ne permettrait pas, à lui seul, l'exercice de la médecine.

Formation des médecins spécialistes

Contrairement au troisième cycle de médecine générale, l'accès au troisième cycle spécialisé est surbordonné à la réussite au concours de l'internat.

Le concours de l'internat est actuellement organisé dans deux zones géographiques, le Nord et le Sud, avec pour chacune d'entre elles, un nombre de postes répartis entre six disciplines : spécialités médicales, spécialités chirurgicales, biologie médicale, psychiatrie, santé publique, médecine du travail.

Les candidats peuvent se présenter aux concours organisés dans chacune des deux zones à deux reprises : au cours de l'année où ils valident le deuxième cycle, et l'année suivante ou bien au cours de l'année qui suit la validation du troisième cycle de médecine générale, à condition que celui-ci ait été effectué en deux années universitaires consécutives.

Le concours comporte uniquement des épreuves écrites sous formes de questions à choix multiples (QCM) de cas cliniques – questions à choix multiples (CC-QCM) et de dossiers diagnostiques et thérapeutiques, dont les durées sont fixées respectivement à 3, 1 et 6 heures et les coefficients sont de 0,7 ; 0,3 et 2. Ces épreuves portent sur un programme spécifique, mais assez proche de ce qui est enseigné dans les facultés au cours des DCEM2 et DCEM3. Les candidats, en fonction de leur rang de classement et des souhaits qu'ils ont exprimés, sont affectés dans une subdivision et une discipline.

Dès le début du troisième cycle, les internes s'engouffrent dans des formations étroites conduisant quasi exclusivement à la spécialité d'exercice à laquelle ils se destinent ; cette formation (hyper-) spécialisée n'est pas garante d'une vision d'ensemble de l'homme malade.

Les candidats reçus au concours sont donc nommés internes. Ils sont soumis à des obligations de formation théorique et pratique. En contrepartie de cette dernière, ils reçoivent une rémunération. Ces obligations de formation (les « maquettes ») sont fixées par l'arrêté du 4 mai 1988 actualisé notamment par l'arrêté du 5 mars 1992.

Dans le cadre de la discipline qu'ils ont choisie au terme du quatrième semestre d'internat, les internes préparent un diplôme d'études spécialisées (DES). Ils peuvent toutefois, dans leur subdivision d'affectation, changer de discipline avant la fin du quatrième semestre, si leur rang initial de classement au niveau de la subdivision le leur permet. L'inscription définitive à un DES se fait avant la fin de ce quatrième semestre.

La répartition des candidats à l'issue du concours d'internat dans chacune des six disciplines (médecine, chirurgie, psychiatrie, biologie, santé publique et médecine du travail) est quasiment identique pour la zone Nord et pour la zone Sud. Les candidats les mieux classés choisissent massivement les deux disciplines médecine et chirurgie, tandis que les quatre autres (psychiatrie, biologie, santé publique et médecine du travail) sont pour une bonne part choisies par « défaut ». Ce constat n'est d'ailleurs pas nouveau puisque des études réalisées en 1988 et en 1994 avaient déjà donné des résultats comparables. Il faut donc considérer qu'il existe une hiérarchie, durablement établie, entre les différentes filières de spécialisation. À cet égard, il faut également souligner que les différences de points, qui ont permis d'établir le classement initial, sont très faibles (plusieurs candidats peuvent être classés dans le même point sur 1 000 !) et que les étudiants ne sont pas si différents les uns des autres, alors que les conséquences ultérieures pour les intéressés et l'organisation du système de santé sont extrêmement importantes.

La durée de préparation des DES est de quatre ou cinq ans, selon les spécialités. Pour chaque diplôme, une maquette précise le programme des enseignements et la nature des services hospitaliers ou extra-hospitaliers dans lesquels les internes doivent exercer. Les internes changent de service hospitalier tous les six mois, choisissant leur affectation en fonction de leur ancienneté et de leur rang de classement au concours. Une commission spécifique à chaque DES vérifie que toutes les obligations de formation théorique et pratique imposées par la maquette ont été remplies.

Le diplôme d'État de docteur en médecine est délivré aux internes après soutenance d'une thèse, ce qui peut être fait dès le quatrième semestre. Toutefois, pour ouvrir droit à l'exercice, ce diplôme doit être obligatoirement accompagné du DES, qui précise la qualification et qui ne peut être délivré qu'à la fin de l'internat.

Enfin, des formations complémentaires, débouchant sur un diplôme d'études spécialisées complémentaires (DESC) sont accessibles sous conditions aux internes.

- Les DESC du groupe I sont un complément de formation aux DES qui se préparent en deux ans, la première année se déroulant au cours de l'internat. Ce diplôme ne permet pas d'obtenir une qualification mais un titre dont on peut se prévaloir sur les plaques et ordonnances.

- Les DESC du groupe II permettent d'acquérir une spécialisation fine dans certaines spécialités chirurgicales et débouchent sur une qualification. Ils se préparent en trois ans, dont deux années au cours de l'internat.

Les médecins se destinant à des carrières hospitalo-universitaires doivent avoir fait de la recherche et avoir déjà obtenu, si possible pendant leurs études médicales, un diplôme d'études approfondies (DEA).

Depuis l'année universitaire 1992-1993, ils ne peuvent s'inscrire à ce diplôme que s'ils ont, au préalable, obtenu une maîtrise, par exemple la maîtrise des sciences biologiques et médicales (MSBM). Celle-ci peut se préparer dès le PCEM2, parallèlement aux études médicales, mais ne peut pas s'obtenir avant la fin du deuxième cycle.

Le DEA, quant à lui, peut être postulé au cours de l'internat dans le cadre de « l'année recherche », qui est une formation complémentaire accessible à 10 % des internes de chaque promotion. Les internes qui en sont bénéficiaires sont placés en position de disponibilité et perçoivent une allocation d'année recherche forfaitaire correspondant à la rémunération perçue au cours de l'internat. Ceux qui n'ont pu obtenir cette année recherche peuvent néanmoins prendre une année de disponibilité, non rémunérée, en vue de préparer un DEA.

La démographie médicale

DONNÉES GÉNÉRALES

En France, le nombre de médecins continue de croître. Les 30 000 médecins comptabilisés en 1950, qui avaient bien du mal à faire face à la demande de soins, sont devenus près de 170 000 en 1990.

Les principales données de démographie médicale sont désormais connues. Pour mémoire, quatre fichiers distincts permettent de publier des effectifs régulièrement actualisés.

Les deux principaux fichiers quantitatifs, celui du Conseil national de l'Ordre des médecins (CNOM) et celui du ministère chargé de la Santé situent, en 1995, le nombre de médecins actifs dans une fourchette allant de 172 000 (répertoire ADELI-SANTE) à 184 000 (CNOM)[5].

Les deux autres fichiers recensent des effectifs moindres. La caisse nationale d'assurance maladie (CNAM) comptabilise près de 115 000 médecins libéraux, sur la base des médecins ayant rempli au moins une feuille de maladie au cours de l'année n-1, et la CARMF (caisse autonome de retraite des médecins français) dénombre près de 120 000 cotisants.

Rapportés à la population générale française, ces différents effectifs correspondent à une densité médicale de l'ordre de 300 pour 100 000 habitants ; il s'agit d'une proportion moyenne en Europe. C'est moins que l'Espagne, la

---

5. La démographie médicale française – situation au 1er janvier 1995. Étude n° 28. Ordre national des médecins. Décembre 1995.

Belgique ou la Suède, c'est pratiquement autant que l'Allemagne, c'est beaucoup plus que la Suisse, le Royaume-Uni ou l'Italie. Il est malaisé de prévoir jusqu'à quel niveau cette densité va continuer de croître. En revanche, on peut aisément prédire que le nombre de médecins va continuer d'augmenter tant que les sorties du corps des médecins actifs seront inférieures aux entrées dans ce corps.

Au-delà de ces données brutes, il est utile de mettre en évidence certaines caractéristiques précises de cette démographie médicale.

D'abord le taux de croissance actuel du nombre des médecins. Il est globalement supérieur à 1% par an ; ce qui correspond à une augmentation du nombre de médecins actifs de plus de 2 000 chaque année. À titre d'illustration, le Conseil national de l'Ordre a enregistré 5 664 premières inscriptions au cours de l'année 1994 ; simultanément, il dénombrait plus de 2 000 cessations d'activité en cumulant les départs à la retraite et les radiations. Le « solde » positif a donc été proche de 3 500 pour l'année 1994.

Ensuite, les projections qui peuvent être faites. À partir des effectifs d'étudiants qui ont déjà franchi le barrage du *numerus clausus* à l'accès en PCEM2, il est aisé de prévoir les effectifs de nouveaux médecins qui entreront en activité jusqu'aux années 2005-2008. De la même manière, il est tout à fait possible de projeter les passages à la retraite au cours des quarante années à venir. L'analyse simultanée de ces « entrées » et de ces « sorties » laisse prévoir que – dans l'hypothèse où le *numerus clausus* resterait fixé à 3 600-3 800 – le nombre de médecins actifs continuera de croître lentement et régulièrement jusqu'à atteindre un plateau proche de 200 000 autour des années 2000.

Au-delà, les départs en retraite massifs des 40 000 diplômés sortis de facultés entre 1973 et 1977 entraîneront inévitablement une réduction sensible du nombre des médecins actifs[6].

Enfin, la féminisation de la profession médicale. Elle est réelle, importante et se poursuit en suivant des taux d'évolution élevés : alors que les femmes ne représentaient que 14 % des 100 000 médecins actifs comptabilisés à la fin des années 1970, elles constituaient 17 % du corps médical en 1985 et 23 % en 1993. Au cours des dernières années, les différents effectifs d'étudiantes – aussi bien pour le concours

6. Bui Dang Ha Doan. *Les médecins en France : perspectives de démographie professionnelle et d'organisation sanitaire.* CSDM éd., 1984.

d'accès au PCEM2 que pour le concours d'internat – sont devenus équivalents aux effectifs de garçons[7], si bien qu'il faut envisager une quasi-parité entre les sexes pour les nouveaux médecins diplômés qui débuteront prochainement leur activité. Les études faites sur le phénomène de féminisation du concours d'internat pour les années de 1985 à 1993 montrent que les jeunes femmes représentent de manière stabilisée depuis 3 ans un candidat sur deux à l'internat, et que leur taux de réussite au concours d'accès au troisième cycle spécialisé est passé de 33 à 44 % en moins de 10 ans. Finalement, l'évolution du taux de féminisation des internes, désormais proche de 50 %, traduit les deux évolutions précédentes. À terme, cette évolution signifie un corps médical constitué à parité de femmes et d'hommes. Il s'agit d'une dimension utile à considérer au moment où les réflexions sur l'organisation et le financement des activités médicales pour les années à venir s'intensifient. De plus, dans certaines spécialités, le taux de féminisation parmi les plus jeunes des médecins installés a déjà largement dépassé la barrière symbolique des 50 % : c'est le cas de la pédiatrie où, parmi la tranche d'âge de moins de 35 ans, les femmes représentent 76 % de la totalité des pédiatres. On peut aussi rappeler ici que les analyses menées par la CNAM permettent de situer l'activité moyenne des femmes médecins autour de la fourchette de 60-80 % de celle des hommes[8].

Reste la question de l'équilibre généralistes/spécialistes, tel qu'il se trouve défini par la procédure d'accès au troisième cycle des études médicales, actuellement le concours de l'internat.

Parmi les médecins actifs, les effectifs de généralistes et de spécialistes sont à peu près équivalents, autour de 85 000. Cette parité est cependant un fait nouveau, lié à la très forte croissance du nombre de spécialistes au cours des dernières décennies (en fait, doublement du nombre de spécialistes en vingt ans, ils n'étaient que 40 000 à la fin des années 1970). Il est de plus en plus fréquent de s'interroger sur le rapport idéal entre généralistes et spécialistes. Faut-il maintenir le consensus de fait autour de l'équilibre à 50/50 que l'on retrouve à la fois dans la profession et dans le rapport internes/résidents à la suite du concours d'internat ? Ou, au contraire, faut-il penser à une modification importante de

7. Chabot J.M. Démographie médicale et féminisation. Rev Prat, 1994, *44* : 1795-1796.

8. Carnets statistiques de la CNAM-TS. 1994, n° 80.

cette proportion en envisageant la formation prépondérante de généralistes et en réduisant le nombre de futurs spécialistes au moment de l'orientation sur l'internat ?

C'est précisément ce que viennent de décider les autorités américaines qui encouragent (y compris financièrement) les facultés à former davantage de médecins de soins primaires que de futurs spécialistes[9].

Ce type d'orientation doit, bien entendu, résulter d'une réflexion approfondie sur l'organisation du système de santé et les conditions d'accès aux soins.

Au-delà, il peut être utile de rappeler d'autres éléments constituant la « problématique de la démographie médicale » et qui justifient que les effectifs d'étudiants et de médecins soient aujourd'hui l'objet d'une attention toute particulière.

Rappelons ici, en préalable, que pour tout problème de démographie, il est habituel d'envisager, d'une part, les flux d'entrée et de sortie (qui correspondent *grosso modo* au *numerus clausus* à l'entrée dans les études et aux départs à la retraite) et, d'autre part, le stock (qui est constitué par l'ensemble des médecins en activité).

PERSPECTIVES D'ÉVOLUTION

Pour la commodité du propos, on peut envisager d'abord – arbitrairement – les problématiques qui plaideraient plutôt pour un accroissement du flux d'entrée, sinon pour une augmentation du nombre de médecins.

Avant tout, les facultés de médecine. Elles sont 43 en France et accueillent depuis plusieurs années un effectif global annuel à peine supérieur à 3 500 étudiants. Pratiquement, cela signifie des promotions comprises entre 60 et 90 étudiants pour chaque UFR, seules de « grosses » unités à Marseille, Lille, Nancy et Strasbourg dépassant encore la centaine d'inscrits par année. Pour toutes ces facultés (dont beaucoup sont issues des évolutions survenues à la suite des mouvements du printemps 1968), le régime démographique a été bouleversé au cours des 25 dernières années. C'est ainsi que le nombre d'étudiants constituant chaque promotion annuelle a été divisé par plus de trois. À l'origine de cette réduction, on retrouve le

9. Kinding D.A., Cultice J.M., Mullan F. The elusive generalist physician : can we reach a 50% goal ? JAMA, 1993, *270* : 1060-1073.

numerus clausus, réglementairement institué en 1971 ; il n'est pas indifférent de noter que ce sont des raisons pédagogiques (nécessité de garantir des conditions de formation satisfaisantes, notamment au cours des stages hospitaliers d'externat) qui ont conduit à limiter le nombre d'étudiants en médecine. Une seconde loi, votée en 1979 sous le ministère de Madame Veil, justifiait la réduction du *numerus clausus* par la nécessité de réduire, à terme, le nombre de médecins.

Aujourd'hui, en 1997, alors que les projections annoncent clairement une nette réduction du nombre de médecins actifs au-delà des années 2008-2010 et une féminisation de l'ordre de 40 % à cette même échéance, il n'est pas surprenant que les facultés – dont une part importante des ressources est fonction du nombre d'étudiants inscrits dans le cursus – attendent un relèvement du *numerus clausus*. Simultanément, il faut regretter qu'à son niveau actuel (et en l'absence d'une diversification des cursus possibles), la sélection organisée au terme du PCEM1 ressemble trop à un jeu de massacre (près de 30 000 inscrits pour 3 600 places en PCEM2).

Ensuite, les établissements hospitaliers. Traditionnellement, une part importante des tâches médicales quotidiennes, et notamment les gardes qui permettent d'assurer la permanence des soins ont été assurées par de jeunes médecins en cours de spécialisation ou par des étudiants en fin de formation. Avant les lois de 1979 et 1982, qui ont institué le troisième cycle de spécialisation hospitalo-universitaire et les diplômes qualifiants, le système hospitalier pouvait compter sur le concours actif des internes, qui avaient réussi le concours hospitalier de recrutement, mais aussi des nombreux stagiaires internés, faisant fonction d'internes, et autres étudiants qui suivaient les certificats d'études spéciales (CES) et recherchaient des stages pratiques pour compléter leur formation. Jusqu'au début des années 1980, ces différents effectifs correspondaient à un « stock » de l'ordre de plusieurs dizaines de milliers de jeunes collaborateurs qui contribuaient au fonctionnement des services. Depuis que le *numerus clausus* a touché son plancher à la fin des années 1980, ce sont à peine plus de 10 000 internes ou résidents qui peuvent se consacrer à l'hôpital pendant la durée (2 à 5 ans) de leur troisième cycle. La réduction a donc été importante dans un rapport moyen proche de 4 à 1, et les projections sont encore plus inquiétantes dans certaines spécialités comme l'anesthésie-réanimation où la demande en jeunes spécialistes est très forte.

La recherche de jeunes collaborateurs médicaux est donc une préoccupation aiguë des services hospitaliers, soucieux de remplir leur mission.

Cette recherche de jeunes médecins est aussi une nécessité pour la caisse autonome de retraite des médecins de France (CARMF) à qui il reviendra de gérer une profession « vieillissante » au cours des prochaines décennies. Une période difficile s'ouvrira, avec les départs massifs à la retraite qui se produiront autour de 2010-2015, alors que les promotions plus jeunes de cotisants seront numériquement beaucoup plus réduites.

Toute autre est, bien entendu, la vision de ceux qui souhaitent que le nombre de médecins actifs soit limité au mieux possible. C'est, notamment, le point de vue des 115 000 médecins libéraux et des organisations professionnelles qui les représentent. Il est exact que le nombre de médecins a considérablement augmenté au cours des trois dernières décennies et que les conditions d'exercice sont souvent nettement moins attrayantes qu'elles ne l'étaient il y a peu de temps. Ainsi, le CREDES publie régulièrement les résultats d'enquêtes[10], qui attestent des difficultés que rencontrent nombre de jeunes médecins. Il est également vraisemblable que l'activité médicale va se trouver au plan scientifique et au plan économique de plus en plus encadrée par les différents dispositifs de *guidelines* et autres référents médicaux.

Enfin, le nombre de médecins agit certainement comme un facteur d'accroissement de l'offre de soins et donc d'augmentation des dépenses de santé ; et l'on sait bien l'énergie dépensée actuellement par les partenaires sociaux pour maîtriser la pente de cette augmentation.

Ces derniers arguments suggèrent donc une réduction du nombre de médecins actifs et, pour être significative, cette réduction devrait intervenir sur les flux de sortie (c'est ce qui est attendu du mécanisme d'incitation à la cessation d'activité ou dispositif « MICA » rénové à la suite des ordonnances d'avril 1996). Une autre piste souvent évoquée concerne les éventuelles reconversions de médecins ; dans l'hypothèse du passage d'une spécialité d'exercice vers une autre, il faut craindre que les rigidités excessives de l'internat qualifiant, mis en place en application des directives européennes, rendent les choses malaisées. Il serait pourtant urgent de créer de véritables passerelles entre les différentes disciplines médicales.

Ces questions de démographie médicale ont été analysées de manière approfondie ces derniers mois. Un rapport a été remis par M. Choussat, inspecteur général des

10. Centre de Recherche et d'Études et de Documentation en Economie de la Santé (CREDES). *Les omnipraticiens à faible niveau d'activité.* 1990.

finances, ancien directeur général de l'AP-HP[11]. Quelques semaines plus tard, M. Coudreau, directeur de l'Agence d'hospitalisation d'Île-de-France, était chargé par les ministres de tutelle de faire des propositions à court terme. De l'ensemble, il ressort plusieurs considérations étroitement dépendantes des éventuelles réformes que pourrait connaître l'organisation des études médicales.

Ainsi, il faut retenir qu'il existe des relations très étroites entre les choix démographiques et l'organisation du système de santé. Si, par exemple, de nouvelles responsabilités, étendues, étaient confiées aux médecins généralistes, leur nombre et en conséquence celui des différents spécialistes s'en trouveraient modifiés ; il va de soi que la formation de ces nouveaux généralistes devrait, elle aussi, bénéficier de plusieurs évolutions. Autre exemple, si la carte hospitalière était restructurée, le potentiel médical se verrait redéployé. J. Choussat conclut alors que « tous les choix organisationnels ont leur pendant démographique, tous les choix démographiques ont leur traduction organisationnelle. »

Pour n'évoquer que cette question, la répartition entre futurs généralistes et futurs spécialistes à la fin du deuxième cycle est donc une étape capitale ; de même, les moyens à mettre en œuvre tout au long du troisième cycle pour assurer la formation des futurs médecins jusqu'aux diplômes qualifiants doivent être sérieusement planifiés.

Il faut aussi pouvoir approcher le rôle et le nombre des médecins qui seront utiles pour répondre aux besoins dans une perspective raisonnable de vingt ou trente années. Certes, ce type de prévision est difficile, mais certaines tendances lourdes comme le vieillissement de la population ou la médicalisation croissante sont connues ; d'autres évolutions, moins perceptibles, doivent être étudiées de plus près et il conviendra d'en tirer toutes les conséquences possibles en termes démographique, d'organisation et de contenus de formation des effectifs médicaux. Par ailleurs, le risque d'erreur des prévisions doit être anticipé en organisant dès maintenant des cursus d'études qui permettront aisément les reconversions professionnelles.

L'ensemble de ces réflexions plaide évidemment pour la mise en œuvre d'une stratégie de démographie médicale largement concertée, soigneusement établie et sérieusement appliquée. Elle est évidemment étroitement liée à la formation des médecins et à l'organisation de notre système de santé.

---

11. Choussat J. *Rapport sur la Démographie médicale.* Septembre 1996.

La formation continue

Jusqu'à une époque toute récente, la formation médicale continue (FMC) était riche d'une grande diversité, faisant largement appel au volontariat des médecins et au phénomène associatif, dont l'UNAFORMEC, créée à la fin des années 1970, a constitué une sorte d'aboutissement. L'industrie pharmaceutique y contribuait également de façon importante. De son côté, l'université participait de manière significative à la formation des spécialistes et, plus marginalement, à la formation des généralistes, sans faire de la FMC une priorité institutionnelle.

UN NOUVEAU TYPE DE FORMATION CONTINUE

Depuis 1990, le paysage de la FMC s'est trouvé profondément modifié par l'institution d'une formation continue des médecins libéraux dans le cadre de la convention signée entre les médecins libéraux (représentés par des syndicats) et les caisses de Sécurité sociale.

Cette formation médicale continue « conventionnelle » avec les caisses de Sécurité sociale est née d'une volonté commune des quatre partenaires (Ordre des médecins, université, UNAFORMEC, syndicats médicaux) représentés au sein du Comité national pour la FMC (structure, loi de 1901 créée au début des années 1980). Elle comporte plusieurs caractéristiques.

Elle est thématisée : chaque année, les différentes structures qui interviennent dans l'organisation de la FMC élaborent une liste de thèmes qui feront l'objet d'un appel d'offres. Sur l'expérience de 1991-1996, cette thématisation est suffisamment diversifiée pour que la critique potentielle d'une formation orientée ne soit pas recevable.

Elle est validée et agréée : chaque action proposée en réponse à l'appel d'offres est examinée sous ses aspects scientifiques, pédagogiques et financiers.

Elle est financée et indemnisée : le montant annuel de la subvention des caisses de Sécurité sociale est dans le dispositif mis en place par la convention de 1990 de 1,35 ‰ de la masse des honoraires de la pénultième année ; cette subvention permet l'organisation de la FMC. De plus, une dotation des mêmes caisses, correspondant à 2,1 ‰ des honoraires, est prévue pour indemniser les médecins qui suivent les actions de formation.

Cumulées, la subvention et la dotation ont représenté dans les années 1991-1996 plus de 200 millions de francs de budget annuel, ce qui revenait à multiplier par dix les moyens « officiels » mis dans le circuit de la FMC.

Une telle enveloppe financière ne pouvait laisser indifférent, d'une part d'éventuels organisateurs – c'est ainsi que les appels d'offres nationaux pour les années 1991-1996 ont permis d'enregistrer plusieurs centaines de réponses pour une somme totale généralement très supérieure au budget disponible –, et d'autre part d'éventuels participants aux journées de FMC, alors que l'indemnisation versée est l'équivalent de 15 « C »/jour et que chaque médecin a droit à dix jours de formation « conventionnelle » par an.

Telle qu'elle est instituée depuis 1990, cette FMC a suscité déjà plusieurs questions, au nombre desquelles on compte les trois suivantes.

Quel est le risque hégémonique de cette FMC « conventionnelle » par rapport à d'autres formes plus anciennes, sinon « traditionnelles », de FMC ? Il est réel, et le poids cumulé du financement et de l'indemnisation (représentant 15 C pour un généraliste et 9 C pour un spécialiste libéral) pourrait s'avérer déterminant, le cas échéant (dans l'hypothèse où le budget serait mis en proportion avec l'effectif des médecins), au détriment de formations largement rodées.

Quel sera le rôle réservé à l'université dans le dispositif conventionnel ? Cette question s'impose à l'analyse des résultats des appels d'offres annuels, au terme desquels l'université médicale n'a obtenu l'agrément que pour un très petit nombre d'actions. Certes, le calendrier de ces appels d'offres, généralement publiés dans l'urgence, quelques temps avant la clôture, n'était pas favorable à l'université, organisation complexe dont la mobilisation peut nécessiter du temps ; pourtant, la formation continue et les formations professionnelles font partie de ses missions de service public telles qu'elles sont identifiées aux articles 4 et 5 de la loi de janvier 1984 sur l'enseignement supérieur.

Comment apprécier l'efficacité de la FMC ? C'est sans doute la question principale, et diverses procédures d'évaluation sont envisageables, sous réserve que chacun en reconnaisse l'utilité et en assume les résultats. Tout d'abord, on peut s'intéresser au programme de formation, voire à l'organisme promoteur de ce programme. Il s'agit alors de définir les critères (certains a priori, d'autres a posteriori) qui garantissent la qualité d'un programme ou d'un organisme, et d'examiner chaque projet en référence à ces critères. Ce type de procédure de mise en conformité avec des critères peut se traduire par une accréditation. On peut également organiser des épreuves (incluant des tests d'opinions, des tests de connaissance, ou mieux des tests de pratique basés sur des prises de décision en situation simulée) qui attestent les progrès accomplis par les bénéficiaires de la formation ; ces procédures sont cependant mal adaptées à la formation professionnelle, essentiellement parce que l'acceptabilité de telles épreuves par des professionnels adultes est médiocre ; de surcroît, la validité des tests utilisés est souvent faible. On peut, enfin, s'orienter vers l'analyse des comportements professionnels en aval de la formation, notamment en organisant des procédures d'« audit » (des dossiers ou des pratiques) dont la réalisation serait confiée à la profession. Il s'agit là d'un projet considérable, qui nécessite une large mobilisation des énergies pour pouvoir prétendre à l'efficacité. Pourtant, un nombre croissant de médecins en perçoit de plus en plus nettement la nécessité, au moins en tant que condition nécessaire d'une revalorisation professionnelle souvent évoquée mais toujours différée.

D'un autre point de vue, il ne faut pas ignorer les limites des procédures de FMC ; D.L. Sackett, l'un des principaux promoteurs de l'*Evidence-Based Medicine*, les a clairement illustrées[12] :

« ... la FMC traditionnelle, d'inspiration académique, ne modifie pas nos comportements et ne parvient pas à améliorer l'état de santé futur de nos patients. En voici une preuve : il a été proposé à des médecins généralistes canadiens, choisis au hasard, de suivre des programmes de FMC tradition-

12. Sackett D.L., Haynes R.B. De la nécessité d'une médecine fondée sur des faits prouvés. EBM Journal, 1996, *1* : 5-6.

nelle, consacrée à des problèmes cliniques pour lesquels ils avaient identifié un besoin d'information personnel ; cependant, cette offre était soumise à une condition : accepter un programme complémentaire, concernant des problèmes pour lesquels ils ne ressentaient pas de besoins particuliers. Une comparaison ultérieure de la qualité des soins qu'ils prodiguaient avec celle de médecins témoins montrait qu'ils n'avaient progressé que dans la seconde catégorie de problèmes, pour lesquels ils avaient témoigné un intérêt faible (la seule FMC utile est celle dont nous ne voulons pas !) ; parallèlement, la légère amélioration qualitative constatée dans la première catégorie, pour laquelle ils avaient témoigné un intérêt fort, était superposable à celle notée chez les témoins (la FMC qui nous intéresse est celle dont nous n'avons pas besoin !)... »

L'OBLIGATION DE FORMATION CONTINUE

« ... La formation initiale des médecins sera réformée et leur formation continue rendue obligatoire... » C'était le 15 novembre 1995 ; le premier ministre reprenait ainsi avec netteté et à son compte une orientation déjà envisagée par les ministres de la Santé d'équipes gouvernementales précédentes.

Dans le cas des 118 000 médecins qui exercent une activité libérale, les textes des conventions signées dès 1990 et renouvelées en 1993 précisaient clairement que « la FMC est un élément essentiel de la qualité et du bon usage des soins ». Ces mêmes textes conventionnels avaient ainsi permis le financement d'opérations de FMC qui, de surcroît, prévoyaient une indemnisation des médecins. Les sommes engagées dans ce dispositif de FMC « conventionnelle » ont été importantes, plus de 200 millions de francs chaque année. Cependant, le résultat quantitatif est resté modeste : 10 à 20 % des médecins libéraux ont accédé chaque année à l'un ou l'autre de ces séminaires financés et indemnisés. Ces pourcentages permettent au moins de projeter les masses financières qui devraient être mobilisées, si, par exemple, l'objectif de dix jours de formation par an et par médecin était finalement retenu.

Qualitativement, les résultats sont partiels. L'évaluation qualitative de la FMC reste balbutiante, et modifier le comportement des médecins constitue un défi « pédagogique[13] ». Pour apprécier les éventuels effets de la formation continue, il faudrait pouvoir disposer de données qui traduisent de manière valide le contenu et les conséquences des actes médicaux ; malheureusement, on connaît les difficultés de mise au point des dossiers médicaux codés et informatisés, et les procédures d'audit de pratique ont fait la preuve aussi bien de leur intérêt que de leur inévitable pesanteur. Pratiquement, il s'avère extrêmement délicat de faire accepter les procédures d'évaluation qui devraient accompagner la FMC, les risques apparaissant bien trop importants aux organismes de formation et aux médecins qui pourraient s'y soumettre. En fait, les finalités de l'évaluation ne sont pas suffisamment explicites et les mentalités ne sont pas encore prêtes à assumer ces nouvelles façons de faire...

Quoi qu'il en soit, cette FMC obligatoire évoquée par le premier ministre en novembre 1995 a été effectivement instituée par les ordonnances d'avril 1996. Huit mois plus tard, en décembre 1996, le décret précisant les principes d'organisation de cette FMC était publié au *Journal officiel* (décret n° 96-1050 du 5 décembre 1996).

La disposition principale est l'institution d'un Conseil national pour la formation médicale continue (CNFMC) et de conseils régionaux (CRFMC). Le CNFMC, respectant le « quadripartisme » qui prévalait déjà dans la constitution de l'ancien Comité national, constitué de 40 membres, tous médecins, est chargé de préciser les moyens et les conditions par lesquels les presque 120 000 médecins libéraux vont pouvoir satisfaire à cette nouvelle obligation de FMC. Parallèlement, des textes réglementaires ont été élaborés pour organiser la FMC des médecins hospitaliers.

Les finalités de la mise en œuvre de cette FMC obligatoire sont évidemment multiples.

Pour les malades, et plus généralement la population, c'est – à terme – une garantie supplémentaire sur la qualité des soins dispensés par les médecins.

Pour les organismes payeurs du système de soins (et singulièrement dans le système conventionnel qui réunit les médecins libéraux et les caisses de Sécurité sociale), c'est l'institution d'un dispositif de formation professionnelle permanente qui devrait contribuer au maintien de l'excellente qualité des prestations offertes par les médecins.

13. Davis D.A., Thomson M.A., Oxman A.D., Haynes R.B. Changing physician performance. JAMA, 1995, *274* : 700-705.

Pour les médecins eux-mêmes, les perceptions sont peut-être davantage contrastées. D'abord, la FMC ne constitue pas une révolution culturelle ; chaque médecin, d'une manière ou d'une autre, est attentif à l'évolution des connaissances ou des pratiques médicales. De plus, le Code de santé publique ou le Code de déontologie y font clairement référence ; la dernière révision du Code de déontologie, établie par le Conseil national de l'Ordre des médecins, stipule le devoir pour chaque médecin « d'entretenir et de perfectionner ses connaissances ». Pour autant, l'obligation récente et la nécessité quasiment administrative de faire le bilan tous les cinq ans de l'ensemble des formations auxquelles chaque praticien aura participé constituent une évolution professionnelle qui n'est pas neutre.

Pour les étudiants actuels et à venir, ces perceptions pourraient évoluer dans la mesure où ils seraient, au cours de leur formation initiale, avertis et motivés pour bénéficier d'une formation permanente, tout au long de leur exercice professionnel.

Enfin, pour chacun des organismes ou structures qui ont l'ambition de préparer l'une ou l'autre des diverses possibilités de formation offertes au corps médical, l'enjeu est de taille : ces possibilités de formation doivent être d'une qualité scientifique et d'une efficacité professionnelle suffisantes, en un mot elles doivent être crédibles.

Pour parvenir à ce résultat, les nord-américains ont finalement mis en place une procédure d'accréditation des organismes et structures qui « produisent » de la FMC.

La définition de cette procédure d'accréditation a été confiée à un *Accreditation Council for Continuing Medical Education* (ACCME), qui, dans sa composition, est finalement peu différent de notre CNFMC récemment institué et installé[14].

L'ACCME a finalement retenu sept critères sur lesquels doivent s'aligner les producteurs éventuels de FMC ; ces sept critères sont les suivants (tels qu'ils apparaissent dans les documents diffusés par l'ACCME).

1. Une **déclaration d'intention** doit clairement expliciter la finalité poursuivie par l'organisme (candidat à l'accréditation).

2. L'organisme doit s'engager à partir d'une **analyse des besoins** des médecins participant aux programmes.

---

14. Chabot J.M. Formation médicale continue : année 1997. Rev Prat, 1997, *47* : 1225-1226.

3. Les **objectifs** de formation doivent être précisés.

4. Les formations doivent permettre d'**atteindre ces objectifs**.

5. L'**efficacité** des programmes doit être évaluée.

6. L'organisme doit avoir la **maîtrise** de l'ensemble du processus de formation.

7. L'organisme a la **responsabilité** des formations qu'il délivre.

Pour ce qui concerne la FMC française, il est peu vraisemblable d'envisager à court terme une procédure d'accréditation des organismes et structures à qui il reviendrait exclusivement de dispenser la FMC. Bien plus, toute une série de raisons historiques, culturelles et professionnelles s'opposeraient certainement à l'adoption de l'un ou l'autre des critères énoncés ci-dessus et retenus outre-Atlantique.

Pourtant, la plupart des pays qui instituent des procédures de FMC identifient rapidement certaines conditions de mise en œuvre qui sont autant de précautions nécessaires pour faire émerger la qualité des productions de FMC. C'est sans doute dans ce souci que le Syndicat national de la presse médicale a récemment diffusé une « charte de la FMC par l'écrit ».

Dans une perspective comparable – et en se gardant de s'engager prématurément dans une procédure d'accréditation – il pourrait être utile que le Conseil national pour la formation médicale continue définisse et diffuse largement un nombre limité de critères de qualité à privilégier ; ce serait un moyen rapide et sans doute efficace de tirer l'ensemble des productions de FMC « vers le haut », tout en favorisant leur diversité et en prévenant le risque de sectarisme.

LES MÉTHODES ET MOYENS DE LA FORMATION CONTINUE

Dans leur quasi-totalité, les médecins français font appel simultanément à plusieurs moyens pour se mettre au courant et assurer leur formation permanente. Cette situation a été très bien analysée par Lévy et Bui Dang Ha Doan auxquels nous faisons de larges emprunts[15]. Ainsi, au printemps 1991, le nombre de canaux de FMC par praticien est en moyenne de 4,6 chez les généralistes et de 4,7 chez leurs confrères spécialistes. Dans les deux catégories, la presse médicale occupe incontestablement la place la plus importante. Quelle que soit la date d'observation, elle arrive au premier rang. En 1983 comme en 1991, presque 95 % des médecins, généralistes et spécialistes, déclarent que la presse médicale est un des moyens de leur FMC. La prééminence et la stabilité de la place de la presse médicale sont des faits bien connus qu'il convient de rappeler.

Parallèle à la lecture de la presse médicale, la consultation des manuels occupe, elle aussi, un rang relativement important. Mais, en la matière, la fréquence est nettement plus élevée chez les spécialistes. En fait, à part la lecture de la presse médicale, la mise à jour des connaissances diverge selon que l'on se trouve en médecine générale ou dans les spécialités.

Les moyens de FMC les plus fréquemment utilisés par les spécialistes, après la presse, sont les congrès médicaux, les manuels, les séances de formation permanente organisées par les services hospitaliers et la fréquentation même de l'hôpital.

Chez les généralistes, après la presse médicale, les fréquences de recours les plus élevées sont observées pour les délégués (ou visiteurs) médicaux, les manuels et les séances organisées par une association, locale ou nationale, de FMC (devenues aujourd'hui « séances de FMC indemnisées »). La fréquence élevée du recours aux délégués (ou visiteurs) médicaux comme canal d'information et moyen de mise à jour est à remarquer.

Les moyens audiovisuels (télévision, cassettes, etc.) sont encore relativement utilisés mais cet état de chose peut, bien entendu, se modifier rapidement sous l'effet d'une percée technologique ou économique. Au printemps 1991, environ 23 % des généralistes et 16 % des spécialistes déclarent utiliser des moyens audiovisuels pour leur formation permanente, ce qui somme toute n'est pas négligeable.

En outre, il apparaît que, pour le corps médical, une fréquence élevée du recours à un moyen de FMC ne signifie pas *ipso facto* que le moyen soit classé en haut de l'échelle des priorités. De fait, tous les moyens de mise à jour des connaissances n'ont pas le même poids.

---

15. Lévy D., Bui Dang Ha Doan. Une décennie de Formation permanente en France, 1983-1993. Cahiers de Sociologie et Démographie médicales, 1993, *3* : 220-223.

Le contexte européen et international

LES OBLIGATIONS COMMUNAUTAIRES

Dès le milieu des années 1970, une réforme des études médicales est apparue nécessaire tant pour les spécialistes que pour les généralistes. Cette réforme s'est imposée car la France était tenue de se conformer en la matière à certaines obligations communautaires.

En effet le traité de Rome a posé en principe la liberté d'établissement et de prestation de services à l'intérieur de la Communauté des ressortissants des États membres. Ce principe implique que s'établisse une reconnaissance mutuelle des diplômes.

La directive 93/16/CEE du Conseil du 5 avril 1993 – qui reprend et synthétise toutes les directives parues depuis celle, fondatrice du 16 juin 1975 – vise à la reconnaissance mutuelle des diplômes, certificats et autres titres de médecin et comporte des mesures destinées à faciliter l'exercice effectif du droit d'établissement et de libre prestation de services. Cette directive dispose que chaque État membre reconnaisse, en leur donnant le même effet sur un territoire qu'à ses propres diplômes, les diplômes, certificats et autres titres de médecin délivrés par les autres États membres, tant en ce qui concerne les diplômes de base que les diplômes de spécialité. Afin de faciliter cette reconnaissance, ces diplômes doivent être d'un niveau comparable. Les conditions minimales auxquelles doivent répondre les formations médicales sont donc définies dans la directive 93/16/CEE visant à la coordination des dispositions législatives, réglementaires et administratives concernant les activités du médecin.

Les dispositions ci-dessous sont extraites de l'article 24 de la directive 93/16 du *Journal officiel* des communautés européennes et constituent la base réglementaire de la formation des médecins spécialistes dans chacun des pays européens.

« Les États membres veillent à ce que la formation conduisant à l'obtention d'un diplôme, certificat ou autre titre de médecin spécialiste réponde pour le moins aux conditions suivantes :

« a) elle suppose l'accomplissement et la validation de six années d'études dans le cadre du cycle de formation visé à l'article 23 ; (NdR : c'est-à-dire nos 6 années de 1er et de 2e cycles) ;

« b) elle comprend un enseignement théorique et pratique ;

« c) elle s'effectue à plein temps et sous le contrôle des autorités ou organismes compétents conformément au point 1 de l'annexe 1 ;

« d) elle s'effectue dans un centre universitaire, dans un centre hospitalier et universitaire ou, le cas échéant, dans un établissement de soins de santé agréé à cet effet par les autorités ou organismes compétents ;

« e) elle comporte une participation personnelle du médecin candidat spécialiste à l'activité et aux responsabilités des services en cause. »

Par ailleurs, dans cette même directive, les durées minimales de formation de chacune des spécialités sont précisées (de trois à cinq années).

Pour les médecins généralistes, les dispositions communes à l'ensemble des pays de l'Union européenne sont précisées dans l'article 31.

« La formation spécifique en médecine générale visée à l'article 30 doit répondre au moins aux conditions suivantes :

« a) elle n'est accessible qu'après l'accomplissement et la validation d'au moins six années d'études dans le cadre du cycle de formation visé à l'article 23 ;

« b) elle a une durée d'au moins deux ans à plein temps et s'effectue sous le contrôle des autorités ou organismes compétents ;

« c) elle est de nature plus pratique que théorique ; la formation pratique est dispensée, d'une part, pendant six mois au moins en milieu hospitalier agréé disposant de l'équipement et des services appropriés et, d'autre part, pendant six mois au moins dans le cadre d'une pratique de médecine générale agréée ou d'un centre agréé dans lequel les médecins dispensent des soins primaires ; elle se déroule en liaison avec d'autres établissements ou structures sanitaires s'occupant de la médecine générale ; toutefois, sans préjudice des périodes minimales susmentionnées, la formation pratique peut être dispensée pendant une période de six mois au maximum dans d'autres établissements ou structures sanitaires agréés s'occupant de la médecine générale ;

« d) elle comporte une participation personnelle du candidat à l'activité professionnelle et aux responsabilités des personnalités avec lesquelles il travaille. »

Ce sont les lois « Veil-Barrot » en 1979, puis « Savary » en 1984 qui ont organisé les modifications de nos études médicales, rendues nécessaires par l'obligation d'harmonisation européenne. Les étudiants suivent un troisième cycle, qui comporte une formation théorique universitaire et une formation pratique hospitalière ou, « le cas échéant, dans un établissement de soins de santé agréé... » Dès lors que cette formation a été validée, nos étudiants obtiennent un diplôme de Docteur, spécifique du troisième cycle qu'ils ont validé et qualifiant, c'est-à-dire qu'il leur permet – sous réserve d'une inscription au Conseil de l'Ordre des médecins et à la préfecture du département d'exercice – de débuter leur exercice professionnel.

Ce sont ces dispositions légales que nous venons d'analyser avec le recul du temps. Mais avant de faire des propositions et d'évoquer les réformes nécessaires, il est utile de rappeler l'organisation de la formation des médecins aux États-Unis d'Amérique.

ORGANISATION DE LA FORMATION DES MÉDECINS EN AMÉRIQUE DU NORD

En effet, aux États-Unis, l'organisation des études et le rôle joué par les différentes structures regroupant les médecins se traduisent par un dispositif sensiblement différent.

Le cycle complet n'est accessible aux étudiants qu'au terme des études supérieures (*pre-medical studies*) et qu'après avoir obtenu le diplôme de *bachelor of science.*

Dès lors, il faut se soumettre à un examen standard national, le MCAT (*Medical College Admission Test*) qui est exigé par 121 des 125 écoles de médecine américaines. C'est un test dont les épreuves avaient été réorientées en 1992 de façon à limiter l'importance des sciences « dures » et à valoriser les capacités de raisonnement et d'expression écrite[16]. Au-delà de cette réorientation des épreuves, l'objectif poursuivi était de diversifier les profils des étudiants accédant aux études de médecine ; le recul est encore insuffisant pour juger de l'efficacité de cette réforme.

Une fois le MCAT en poche, il faut présenter sa candidature à diverses écoles de médecine. La sélection – essentiellement fondée sur une analyse de dossier et un entretien – est assez rigoureuse, même si les données quantitatives sont considérablement moins drastiques que celles de notre *numerus clausus* pour l'accès en PCEM2.

Les études médicales proprement dites comportent 4 années d'études qui sont sanctionnées par le titre de *Medical Doctor* (MD). Ce titre cependant ne donne pas le droit d'exercice. Le jeune diplômé MD, pour exercer sa profession, devra compléter ses études médicales par un *postgraduate training* comme suit :

– 1 ou 2 ans de formation pratique post-universitaire, après quoi il pourra se présenter aux épreuves de la troisième partie (*Step 3*) de l'*United States Medical Licensing Examination* (USMLE) qui lui permettra d'obtenir une *license* ou autorisation d'exercice en tant que médecin généraliste (le médecin aura déjà présenté les deux premières parties de l'USMLE au cours de ses études de médecine) ;

– 3 à 7 années de *residency* au cours desquelles s'acquiert une spécialité, y compris celle de *family practice* (médecine de famille). Le MD peut alors se présenter à l'examen d'un *speciality board* qui lui délivrera le titre de spécialiste.

Aujourd'hui, l'*American Board of Medical Specialities* reconnaît 25 spécialités « majeures » et 73 sous-spécialités !

Les conditions dans lesquelles la certification pour l'une ou l'autre de ces spécialités a été progressivement instituée par les *boards* au cours des cinquante dernières années reposent sur trois raisons principales[17].

- en premier lieu, ce sont les hôpitaux qui ont souhaité employer des médecins certifiés pour assurer leur réputation.

---

16. Jonas H., Etzel S., Barzansky B. Educational programs in US medical schools. JAMA, 1992, *268* : 1083-1090.

17. Roberts J. Specialists in the United States : what lessons ? BMJ, 1995, *310* : 724-727.

• ensuite, les compagnies d'assurance ont développé une information attractive auprès des patients en valorisant le fait de ne travailler qu'avec des correspondants médecins obligatoirement certifiés.

• enfin, ce sont les médecins de soins primaires qui ont eu tendance à adresser leurs malades auprès des « meilleurs » spécialistes, la certification faisant alors office de garantie de qualité des soins.

Cette certification intervient au terme d'un grand nombre d'années d'études. Le travail cité plus haut prend ainsi l'exemple d'un cardiologue qui devra passer par le *college* pour recevoir une formation supérieure sans véritable différenciation scientifique, avant de suivre pendant quatre années le cursus d'une *medical school* ; dès lors, il pourra débuter sa formation spécialisée, d'abord par trois années de résidence en médecine interne avant d'accomplir les quatre années consacrées exclusivement à la cardiologie et d'obtenir la certification. Les choses ne seront pas pour autant terminées, puisque ce jeune cardiologue devra envisager de se soumettre ultérieurement à la procédure de recertification.

Le nombre d'années d'études correspondant à la formation spécialisée initiale et le délai avant recertification, pour les spécialités « majeures », est généralement d'une dizaine d'années. Il faut noter la présence de la *family practice* au sein de cette liste des spécialités majeures.

Plus largement, c'est l'occasion de préciser ce que l'on entend par « médecin de soins primaires » en Amérique du Nord et dans les pays anglo-saxons : cela signifie pour les malades l'ensemble des médecins de premier recours. On retrouve donc parmi eux les médecins de pratique générale et les médecins de famille, mais aussi les internistes, les pédiatres et les gynécologues-obstétriciens[18].

C'est en tenant compte de ces reclassements, par rapport à la réalité française, qu'il faut comprendre la volonté actuelle des responsables du système de santé aux États-Unis de définir des priorités, et notamment de rééquilibrer le rapport démographique entre les médecins de soins primaires et les spécialistes.

---

18. Rich E.C., Wilson M., Midtling J., Showstack J. Preparing generalists physicians : the organizational and policy context. J Gen Intern Med, 1994, *9 (suppl.)* : S115-S122.

Plusieurs structures de réflexion et d'influence, publiques ou privées, ont ainsi cherché à définir des priorités. L'une de ces structures, parmi les plus représentatives, est le *Council Of Graduate Medical Education* (COGME) ; il produit un rapport annuel depuis 1988 et certains de ces rapports sont officiellement destinés au Congrès américain et au secrétariat d'État à la Santé.

Dans ses conclusions, le rapport rédigé en 1992[19] préconisait de s'engager dans les cinq directions prioritaires suivantes.

1. Limiter le nombre de résidents (nos étudiants de troisième cycle) qui bénéficient de financements fédéraux.

2. S'assurer que la moitié des étudiants en fin d'études s'engagent vers une pratique « généraliste ».

3. Accroître sensiblement le nombre d'étudiants en médecine représentant les ethnies prédominantes aux États-Unis (Afro-Américains, Hispaniques et jeunes gens et filles natifs des États-Unis).

4. Réduire la pénurie de médecins qui caractérise certaines zones géographiques.

5. Renforcer certains aspects de la formation et les compétences des jeunes médecins.

Certaines de ces directions correspondent à des problématiques spécifiques aux États-Unis d'Amérique, mais en revanche un certain nombre de questions se posent aux États-Unis et en France dans des termes relativement comparables. Ainsi, la courbe démographique des médecins aux États-Unis est tout à fait comparable aux données françaises : accroissement considérable au cours des trente dernières années, pic (ou plateau) vraisemblable autour de 2010, et décroissance inéluctable au-delà ; à noter également que la densité moyenne est tout juste un peu inférieure à la nôtre (légèrement en deçà de 300).

---

19. Council of Graduate Medical Education. *Improving access to health care through physician workforce reform: directions for the 21st century: 3rd report to Congress and the Health and Human Services Secretary.* Rockville, Md: Health Resources and Services Administration, 1992.

De même, la croissance du nombre des résidents (étudiants en cours de spécialisation) est régulière au cours des cinq dernières années aux États-Unis et la médecine spécialisée a pris une place très largement prépondérante (70/30) au cours des trente dernières années. En France, bien que l'écart numérique entre généralistes et spécialistes soit bien moindre, la proportion de 50/50 paraît désormais inadaptée aux besoins.

Il faut voir dans la situation américaine actuelle une des motivations pour former de nombreux généralistes au cours des prochaines années. L'administration de la Santé aux États-Unis attend de ces nouveaux généralistes un accès plus aisé aux soins primaires – réputés moins chers – sur l'ensemble du territoire.

Les six points clés de l'analyse critique des études médicales

POINT 1

Singularité et cloisonnement excessifs de la formation médicale par rapport aux formations conduisant aux autres métiers de la santé.

Les études de médecine sont des études universitaires alors que leur finalité est exclusivement professionnelle, marquée par la délivrance d'un diplôme qualifiant. De surcroît, depuis les lois de 1972 et 1979, le nombre d'étudiants admis à poursuivre leurs études au-delà de la première année est l'objet d'un *numerus clausus* étroitement contrôlé, de manière à réguler le nombre de médecins en exercice.

Par ailleurs, les étudiants de première année de médecine, qui sont majoritairement sortis des études secondaires avec un bac et une mention, ne peuvent bénéficier d'aucune passerelle institutionnelle leur permettant de se réorienter, le cas échéant, vers d'autres professions de santé. Ce cloisonnement précoce se retrouve également pour la plupart des études conduisant aux autres professions médicales, paramédicales ou plus généralement en relation avec le domaine de la santé, ce qui ne favorise guère le développement d'une culture de base commune et l'appropriation des notions de travail en équipe ou en réseaux ; pourtant ces notions sont aujourd'hui considérées comme une perspective d'avenir pour l'organisation du système de santé.

POINT 2

Modalités de la sélection pour entrer en PCEM2, se traduisant par le rejet hors de la faculté de médecine et sans réelle possibilité de réorientation de près de 9 étudiants sur 10, après une, voire deux années d'études (plus d'un tiers des étudiants redoublent).

Le programme des études de PCEM1 est traditionnellement fondé sur des sciences « dures », qui ont l'avantage de se prêter aisément à des modes de questionnements objectifs dont la correction est généralement automatisée.

Dans ces conditions, l'année universitaire de PCEM1 est essentiellement consacrée à l'accumulation d'un très grand nombre de connaissances factuelles, dont la mémorisation est vérifiée au moment des épreuves qui conditionnent l'accès en PCEM2. Cet accès est très sélectif, actuellement de l'ordre de 12 % des étudiants qui s'inscrivent en PCEM1.

Une récente inflexion vient d'être donnée (arrêtés de 1992, 1994 et 1995) de manière à valoriser les acquisitions relevant des « sciences humaines et sociales », dont les épreuves correspondantes sont désormais pondérées à « au moins 20 % » de la pondération globale. Il ne semble pas que cette inflexion ait notablement modifié le profil des étudiants qui accèdent au PCEM2 ; cette absence d'effet notable pourrait paraître décevante, cependant on sait bien que quels que soient les sujets sur lesquels on interroge, « les meilleurs restent les meilleurs ». Il est également vrai que les effectifs d'étudiants concernés (entre 600 et plus de 1 000 par faculté), souvent regroupés dans un seul amphithéâtre, ne se prêtent guère à une étude réfléchie des questions éthiques, psychologiques, sociologiques ou épidémiologiques...

Finalement, près de 9 étudiants sur 10 sont rejetés hors de la faculté après un, voire deux échecs à l'accès en PCEM2 (plus d'un tiers des candidats redoublent leur première année).

Dans tous les cas, ces étudiants tirent peu de bénéfices du bachotage auquel ils se sont astreints pendant un, deux ou trois ans (pour ceux de plus en plus nombreux qui ont la possibilité de suivre une préparation privée avant de prendre leur première inscription en PCEM1).

POINT 3

Formation des futurs médecins inadaptée, notamment en ce qui concerne :

– *la maîtrise des méthodes de travail* : technologies et analyse critique de l'information, processus de raisonnement et de décision médicale, résolution des problèmes cliniques, travail en équipe pluridisciplinaire... ;

– *l'éthique, la déontologie, les notions de responsabilité médicale, d'évaluation médicale et d'économie de la santé* ;

– *les relations humaines, les sciences sociales et les sciences de l'environnement* ;

– *la formation clinique,* en particulier celle correspondant aux maladies les plus courantes ou bien à certains malades nécessitant une prise en charge spécifique (sujets âgés) ou bien encore à certains types d'exercice précis (urgence)... ;

– *la vision d'ensemble du malade,* ce qui résulte du manque de synchronisation entre les différents enseignements et le découpage excessif par certificats ;

– *la capacité de raisonnement en terme de santé publique,* par méconnaissance des concepts et méthodes de base et par absence de familiarisation avec les problématiques de ce type ;

– *les divers aspects de la pharmaco-clinique et de la thérapeutique* (essai thérapeutique, modalités de prescription/notions d'observance et de pharmaco-économie/recommandations médicales et RMO/iatrogénies médicamenteuses et instrumentales).

Sur ce troisième point, deux aspects principaux sont à considérer.

Le premier aspect concerne l'explosion scientifique et technique qu'a connue la médecine à partir des années soixante, dans une université qui venait de se lier de manière exclusive à l'hôpital par les ordonnances de 1958. Cette explosion a permis d'enregistrer des progrès diagnostiques et thérapeutiques considérables en s'appuyant sur des techniques de plus en plus performantes et de plus en plus sophistiquées. En revanche, tout ceci n'était guère favorable au développement ou simplement au maintien de la primauté de la médecine clinique, science d'écoute, d'observation et de synthèse pouvant nécessiter du temps. Cependant, cette attraction excessive vers une hypertechnicité médicale et vers la spécialisation – deux notions qui ne sont pas systématiquement synonymes de qualité des soins – se trouve confrontée depuis quelques années à deux écueils qui remettent en cause les choix faits voilà presque 40 ans.

D'une part, les contraintes économiques qui sont apparues dans le système de santé conduisent à contrôler les investissements de plus en plus considérables réclamés par la médecine scientifique et technique.

D'autre part, les patients souhaitent que les médecins retrouvent les voies d'une pratique attentive, humaniste, principalement fondée sur la qualité de la relation médecin-malade. Au demeurant, la recherche d'économies pourrait contribuer à réhumaniser la pratique médicale.

Ce premier aspect explique en grande partie l'inadaptation de la formation des médecins, notamment en ce qui concerne les relations humaines (comme on l'a vu à propos du deuxième cycle), la formation clinique du troisième cycle et la vision d'ensemble du malade.

Le second aspect réside dans l'apparition de nouvelles exigences dont l'acuité n'était pas perceptible voilà quelques années.

Ainsi, toute une série de considérations sociales, professionnelles et éthiques conduisent à accorder toute leur importance aux notions d'éthique, de déontologie, de responsabilité et d'évaluation médicales, d'économie de la santé.

De même, les médecins ne peuvent rester ignorants des nouvelles technologies de l'information et ils doivent acquérir précocement les bases des nouvelles méthodes de travail.

Enfin, dans un environnement médical où les aspects thérapeutiques ont connu l'essor que l'on a pu observer au cours des quatre dernières décennies, les différentes questions liées à la pharmacologie, la thérapeutique et la iatrogénie doivent faire l'objet d'une attention particulière au cours de la formation.

Quant à l'importance de la santé publique, elle découle tout naturellement de l'évolution du concept de maladie vers celui, plus large, de santé. De ce fait, les relations existant entre santé, environnement, sécurité sanitaire, épidémiologie, prévention, éducation pour la santé et médecine sont insuffisamment développées.

POINT 4

Dysfonctionnements liés au dispositif actuel d'accès (concours d'internat) et à l'organisation du troisième cycle des études médicales, en particulier :

– le programme, les épreuves et la docimologie actuels conduisent les étudiants à préparer le *concours d'internat* dans des structures *ad hoc* (privées ou publiques), ce qui induit un absentéisme chronique dans les facultés ou les hôpitaux et une démobilisation des enseignants ;

– *le nombre d'internes* recrutés chaque année est fondé davantage sur les nécessités de fonctionnement des services hospitaliers que sur l'appréciation des besoins réels en spécialistes ;

– l'hétérogénéité, selon les spécialités et selon les interrégions de la *formation des spécialistes français*, qui pourrait se traduire par des décalages avec les exigences européennes, notamment en ce qui concerne la validation de la spécialité ;

– la situation de fait qui conduit la majorité des futurs *généralistes* à être *sélectionnés par l'échec au concours d'internat*.

L'internat actuel, voie unique d'accès en troisième cycle de spécialisation, est issu de la nécessité d'harmoniser les conditions de formation des médecins dans les pays de l'Union européenne.

Le dispositif mis en place en France au début des années 1980 a conservé une dénomination à laquelle était attaché un prestige indiscutable. Pour autant, la nouvelle situation était notoirement différente : les nouveaux internes correspondaient à la totalité des futurs spécialistes du pays, destinés, pour la plupart, à une installation en milieu libéral ; ces nouveaux internes étaient des étudiants de troisième cycle qui devaient s'astreindre à une formation théorique et pratique.

Ainsi, le nouvel internat devait remplir des fonctions multiples et pratiquement peu conciliables : sélection des futurs spécialistes, dont il convenait de réguler les flux en fonction des besoins du pays, formation et qualification des futurs spécialistes, fonctionnement des services hospitaliers, étant entendu que ceux qui échoueraient au concours n'avaient pratiquement comme seule voie de sortie des études que la pratique de la médecine générale libérale, sans bénéficier d'une formation adaptée.

Toutes ces missions contradictoires ne peuvent être menées avec succès ; les choix qui auraient dû être faits ont été trop longtemps différés.

Par ailleurs, la préparation des épreuves du concours d'internat est devenue un marché où les intérêts de tous ordres s'affrontent ; tout ceci n'est guère compatible avec les missions de l'université.

POINT 5

Impossibilité de réorientation en cours d'études ou de reconversions professionnelles qui se manifeste notamment :

– *après l'échec au terme du PCEM1 ;*

– *à la fin du deuxième cycle* où des « passerelles » pourraient permettre l'évolution vers des formations à finalités professionnelles diversifiées ;

– dès lors que la formation de *troisième cycle* est choisie, ce qui correspond à un engagement professionnel irrévocable pour près de 40 années ;

– par l'absence de préparation et de valorisation de la *formation médicale continue.*

En France, en 1997, les études médicales se font à l'université et ont une finalité professionnelle exclusive : l'exercice de la médecine générale ou spécialisée.

Le dispositif de couverture sociale et le principe de solidarité qui l'inspire commandent de réguler les flux de médecins (et par ailleurs ceux de la plupart des professions soignantes), afin d'adapter l'offre et dans une certaine mesure la qualité des soins, à une demande mieux appréciée.

Cependant, il serait probablement utile que ces différentes professions de santé, et par extension d'autres activités en rapport avec la santé, comme les métiers de l'environnement ou certains métiers de la communication bénéficient de possibilités de formations communes et de réorientations au cours de leurs études initiales.

Pour ce qui concerne les études médicales, les programmes des trois cycles ne comportent qu'une très faible part de possibilités optionnelles, ce qui réduit d'autant la diversification des « éclairages » dont les étudiants devraient pouvoir bénéficier afin d'envisager d'éventuelles (ré)orientations. Au-delà, des « passerelles » devraient être organisées au terme de chacun des trois cycles.

Par ailleurs, en continuité avec la formation initiale, il est essentiel que des possibilités de réorientations et/ou de reconversions professionnelles soient définies en tenant compte, d'une part des exigences européennes, et d'autre part des possibilités de valorisation liées à la FMC.

POINT 6

Inadéquation des critères permettant de sélectionner au terme de l'internat les futurs hospitalo-universitaires, ce qui se traduit en particulier par :

– l'inadaptation de la *formation scientifique* en fin de cursus ;

– l'absence de prise en compte et de valorisation des *missions pédagogiques* ;

– le défaut d'appréciation des qualités cliniques et notamment des *services rendus aux malades*.

Les tâches multiples auxquelles sont désormais confrontés les personnels hospitalo-universitaires sont difficiles à assumer. Ainsi, le moment est sans doute venu de réfléchir aux conditions dans lesquelles la non-linéarité de la carrière hospitalo-universitaire pourrait être organisée. Il paraît en effet illusoire d'exercer simultanément, avec l'efficacité souhaitée pour chacun de ces domaines, des fonctions de soins, de recherche, de formation et de gestion. Pourtant, les deux premières citées conservent plus que jamais leur importance et les deux dernières citées ne doivent pas être considérées comme secondaires, bien au contraire.

Tout ceci doit conduire à reconsidérer largement les critères sur lesquels seront choisis les personnels médicaux qui intégreront les facultés, les structures de soins et les laboratoires du XXIe siècle, ou y seront associés.

TROISIÈME PARTIE

Propositions pour une réforme

Pour toutes les raisons que nous venons d'analyser, une réforme urgente s'impose dans la formation des futurs médecins. Leurs conditions d'exercice, le contexte technologique et économique, la place croissante des problèmes de santé dans l'opinion publique, les exigences liées à une meilleure information, les contraintes européennes et internationales, parmi d'autres facteurs, font que le système actuel qui a fait la valeur et la notoriété de la médecine française est aujourd'hui dépassé à bien des égards.

Nous serions tentés de penser qu'il en est de la formation des médecins comme de la Sécurité sociale. Au motif qu'il s'est agi à un moment donné d'une avancée considérable reconnue par tous, on n'a plus osé y toucher malgré l'usure du temps. Pourtant depuis la naissance de l'assurance maladie en 1946 et la réforme Debré en 1958, les choses se sont radicalement transformées. Or, dans les deux cas, on s'est contenté de simples ajustements, de modifications ponctuelles ou de mesures conjoncturelles. Bien sûr ce phénomène n'est pas propre au sujet, mais nous voulons néanmoins insister sur le fait que dans le domaine de la santé une telle attitude illustre parfaitement le manque de prospective politique.

Nous l'avons déjà souligné, il y a, de la maladie à la santé, une révolution conceptuelle que les politiques ont méconnue et continuent de méconnaître pour des raisons qui nous échappent. Alors que les problèmes de santé deviennent prééminents et globaux dans notre société, les politiques continuent de penser santé en termes de maladie et continuent de faire l'impasse sur les grands thèmes de santé publique. Il a fallu une affaire comme le sang contaminé pour conduire le politique à reconnaître sa responsabilité en la matière, au point d'ailleurs de réformer la Constitution. Il en est de même au niveau de l'Union européenne où c'est l'affaire de la vache folle qui induit de profonds changements dans le fonctionnement européen, alors que le Parlement européen ne les avait pas obtenus par les seules voies politiques.

On l'aura compris, nous préférerions que les politiques reprennent l'initiative en matière de santé plutôt que de se voir imposer des réformes sous la pression de l'opinion publique à l'occasion de drames sanitaires ou de naufrages économiques.

C'est pour toutes ces raisons que nous abordons la réforme des études médicales avec le souci de l'intégrer dans une réforme beaucoup plus vaste. Il ne nous paraît pas possible de nous pencher sur la seule formation des médecins sans aborder la place respective des médecins et des autres acteurs de la santé. Quels qu'ils soient, ils sont, tous, au service de la santé de la population et interviennent dans un domaine qu'il est impossible de continuer à fragmenter.

C'est le sens des propositions que nous formulons pour tenter d'apporter des solutions aux points essentiels ressortant de notre analyse critique.

Un DEUG Santé pour clôturer le premier cycle

Il faut décloisonner la formation médicale par rapport aux autres métiers de la santé et promouvoir une culture-santé commune.

On a vu que les facultés de médecine souffraient manifestement d'un statut hybride entre celui d'université et celui d'école professionnelle. Établissement universitaire d'enseignement supérieur, les facultés de médecine sont tenues d'accepter l'inscription de tous les bacheliers désireux de suivre la première année de médecine. Établissement dont la finalité est exclusivement une formation et une qualification professionnelles, elles sont dans l'obligation de participer à la régulation du nombre de médecins en exercice. Pour satisfaire à ces deux contraintes elles ont donc dû inventer un système de sélection qui n'a nulle part ailleurs, dans le système universitaire français, son équivalent. Outre que ce système est parfaitement injuste car les chances de succès varient d'une faculté à une autre, que les notations ne s'expriment pas toujours de la même façon et selon des critères identiques, il est surtout à l'origine d'un gigantesque gâchis.

Gâchis économique évidemment puisqu'il faut organiser l'accueil et l'enseignement de dix fois plus d'étudiants qu'il n'en sera finalement admis en deuxième année. Imagine-t-on le gaspillage que représente la prise en charge de mille étudiants pendant un an pour n'en retenir finalement que cent, à la fois pour les finances publiques mais aussi pour le budget des familles ? Le moins qu'on puisse dire c'est qu'en termes de locaux et d'enseignement c'est un surcoût difficile à accepter. Les moyens d'une faculté de médecine doivent-ils être adaptés et surdimensionnés en raison de la nécessité de faire face à la seule première année ?

Mais le gâchis humain est surtout insupportable. On a vu que s'inscrivaient en médecine des bacheliers déjà sélectionnés par les disciplines scientifiques et qui, pour beaucoup, sont titulaires de mention. Neuf sur dix, après avoir redoublé, vont se retrouver définitivement exclus des facultés de médecine sans pratiquement aucune chance de réorientation, ayant, somme toute, perdu deux ans et découvert le goût de l'amertume. Pourtant nombre d'entre eux ont beaucoup travaillé et obtenu souvent des notes très largement supérieures à la moyenne. Il est difficile d'accepter qu'après deux ans dans un établissement d'enseignement supérieur et alors que les notes obtenues témoignent de réelles connaissances, il n'y ait, d'une manière ou d'une autre, reconnaissance du travail accompli. Gâchis humain également car durant la préparation du PCEM1, compte tenu des enjeux, les étudiants découvrent aussi l'injustice des préparations parallèles et payantes, des distorsions de notes toujours invoquées quand on sait les écarts infimes qui discriminent à vie, en même temps que la nécessité absolue de supplanter les autres par tous les moyens, ce qui prépare mal à la future déontologie médicale bien comprise et aussi à la nécessaire approche collégiale d'une pratique en équipe.

Afin d'éviter ces graves inconvénients, il nous semble donc nécessaire de bien séparer deux aspects du problème. D'une part, la validation des connaissances, et d'autre part l'admission dans la filière médecine.

S'agissant d'établissements universitaires, on comprend mal que les facultés de médecine ne délivrent pas, comme toutes les autres facultés, un diplôme d'études universitaires générales (DEUG) en santé au terme de deux ans. Il nous semble que le PCEM1, redoublé par nombre d'étudiants, devrait être remplacé par un DEUG Santé. Au terme de celui-ci, le diplôme serait attribué à ceux qui auraient obtenu la moyenne dans les conditions équivalentes à celles de toutes les autres facultés. Ce cursus du DEUG Santé permettrait également un classement autorisant les étudiants à s'orienter en médecine en fonction de leur rang et des places disponibles.

Se pose alors la question du devenir et de l'orientation des étudiants titulaires du DEUG Santé qui ne pourraient ou ne voudraient pas rejoindre la filière de la médecine. L'expérience montre qu'un certain nombre des « reçus-collés » d'aujourd'hui tente de rejoindre des filières leur permettant de rester dans le monde de la santé. Qu'il s'agisse de la pharmacie, des professions para-médicales ou scientifiques liées à la santé.

À ce point, il est intéressant d'observer que la plupart des écoles préparant aux autres professions médicales ou para-médicales, telles que les écoles de sages-femmes, d'infirmières, de masseurs-kinésithérapeutes parmi d'autres, ont un cursus de trois ans précédé très souvent d'une année préparatoire à l'entrée. Il semblerait judicieux que ces quatre ans (1+3) soient répartis différemment. Les deux premières années pourraient être constituées par le DEUG Santé et les deux années suivantes se feraient dans des écoles et établissements liés par convention à l'université.

Nous avons longuement rencontré et évoqué cette possibilité avec les responsables des professions concernées ainsi qu'avec les responsables d'écoles. Une telle réforme leur paraît non seulement souhaitable mais indispensable, sous réserve que les enseignements du DEUG Santé délivrent déjà à leurs futurs élèves des connaissances habituellement données à l'école et sur lesquelles il ne serait plus nécessaire de revenir. Autrement dit, tout ce qui relève d'une culture générale de santé et des données de base médicale pourrait parfaitement être enseigné en commun au cours des deux années de DEUG sans que la durée des cursus ne soit véritablement allongée.

Une telle orientation, qui a d'ailleurs déjà été tentée à l'UER expérimentale de médecine et de biologie humaine de Bobigny dès 1979 à l'initiative de Mme Simone Veil, ou pour l'une ou l'autre des formations de sages-femmes, d'infirmières, masseurs-kinésithérapeutes, visiteurs médicaux ou podologues dans différentes facultés de médecine comme Grenoble, Dijon, Saint-Étienne, Clermont-Ferrand, Lyon et Toulouse, devrait s'imposer comme une des clés du concept général de santé. Le tout récent projet d'implantation à Lyon-Gerland d'un premier cycle expérimental science-santé poursuit la même préoccupation mais avec une orientation différente. De notre point de vue, c'est au champ de la santé qu'il faut d'abord s'adresser car, comment ne pas comprendre qu'il y a tout à gagner à ce que l'ensemble des acteurs de santé aient le sentiment d'appartenir à un même monde, ayant partagé, ne serait-ce que pendant deux ans, une formation commune? Après tout, les données essentielles sur la personne humaine, la santé et la maladie, l'économie ou la santé publique devraient bien faire partie d'un patrimoine commun et d'une culture partagée.

Compte tenu de la diversité des filières possibles au terme du DEUG et des enseignements spécifiques qu'il est nécessaire de donner dès les deux premières années, le DEUG pourrait être organisé en deux parties.

Un premier semestre serait totalement commun à l'ensemble des étudiants. Pendant cette période, ils recevraient un enseignement de base portant sur l'introduction aux sciences humaines et sociales et aux matières fondamentales telles que la biologie et la physiologie, parmi d'autres. Il s'agirait de camper le décor dans lequel s'exercent les professions de santé. S'ajouterait un module d'orientation durant lequel les différents métiers de la santé seraient exposés avec leurs caractéristiques propres, grâce à la participation des professionnels eux-mêmes, de telle façon que les étudiants, découvrant le monde de la santé dans sa globalité, puissent faire un choix éclairé des filières correspondant le mieux à leurs goûts, leurs aptitudes et leurs aspirations. Au terme de ce premier semestre, chaque étudiant devrait effectuer un choix de filières prioritaires pour être classé, à la fin du DEUG.

Fonction de ces choix, les étudiants continueraient alors leur DEUG durant les trois semestres restants en suivant un enseignement commun obligatoire sur les données de base d'une nécessaire culture-santé (épidémiologie et santé publique, économie de la santé, éthique, psychologie, déontologie, notion de responsabilité, introduction au droit de la santé, informatique et utilisation des statistiques, communication et lecture critique de l'information, épistémologie...) et un enseignement optionnel fonction de la ou des filières choisies. Bien sûr, cet enseignement serait alors dispensé pour partie par des enseignants issus des professions concernées au terme de concertations menées à bien par les responsables des facultés de médecine et les représentants autorisés des enseignants des professions concernées.

L'examen du DEUG porterait sur les enseignements commun et optionnel affectés de coefficients différents selon les filières. Les étudiants ayant validé l'examen seraient alors classés dans les filières de leur choix et accéderaient en troisième année à un enseignement spécialisé, soit en milieu universitaire pour la médecine, l'odontologie ou la pharmacie, soit dans des établissements conventionnés pour les autres professions médicales ou para-médicales.

Une telle organisation est tout à fait compatible avec les textes européens et a l'immense mérite de raisonner non plus en termes de médecine seule mais d'étendre l'enseignement de la santé à tous ceux qui y contribuent au cours de leur vie professionnelle. On a objecté le danger de voir les professions para-médicales apparaître comme des filières de second choix comparées à la filière médicale. Outre que cette situation ne correspond pas toujours à la réalité des choix individuels, elle n'est pas fondamentalement différente d'une situation comparable rencontrée au terme des années de classes préparatoires pour les concours aux écoles d'ingénieurs par exemple. On ne supprime pas les classes préparatoires au motif que certains, les mieux classés généralement, choisissent d'intégrer l'École normale supérieure ou l'École polytechnique, alors que d'autres choisiront des écoles moins renommées mais préparant tout aussi bien à d'autres fonctions et d'autres responsabilités. Par ailleurs, et pour une période transitoire, le passage par le DEUG Santé pourrait ne pas être la voie exclusive de formation laissant aux cursus actuels des professions non médicales une possibilité de persister dans des conditions à définir. Au demeurant, la quasi-totalité des personnes entendues sont très clairement favorables à une intégration initiale universitaire pour l'ensemble des cursus.

Reste encore à régler le sort des étudiants qui n'auraient éventuellement pu, ou ne souhaiteraient pas, intégrer l'une des filières institutionnelles et qui auraient pourtant validé leur DEUG. Il faut pour eux prévoir, par un réel système d'équivalence, qu'ils puissent se réorienter au moyen de passerelles vers des cursus différents. Mais il faut surtout organiser après le DEUG des formations universitaires de deuxième cycle ou des circuits professionnalisés courts orientés vers le monde de la santé. Les professions, dans ce domaine, vont se créer, se multiplier et se développer. Nous aurons besoin de spécialistes de l'environnement, du génie biomédical, de la qualité alimentaire, de la communication médico-scientifique ou de gestionnaires d'établissements de santé. Il n'y a aucune raison pour que ces enseignements ne soient pas organisés sur place dans la continuité du DEUG Santé.

Une telle organisation permet en outre, tout à la fois, de maîtriser les flux des différentes professions de santé et d'orienter les étudiants ayant réussi leur DEUG vers des voies diversifiées, comme dans toutes les autres facultés, sans les rejeter purement et simplement.

Un tel choix conduit évidemment à développer le concept de facultés et/ou d'universités de santé.

Des universités de santé

Depuis quelques années déjà on comprend bien que la santé ne peut se résumer à la seule médecine même si celle-ci continue, naturellement, à jouir du merveilleux prestige lié à la mission de se pencher sur les malades et de les soigner. Cette évolution inéluctable s'accélère pour toutes les raisons que nous avons évoquées successivement et se heurte de plus en plus aux limites réductrices de la démarche strictement médicale au sens thérapeutique.

Alors que la prévention s'affirme comme une priorité sanitaire nationale, son organisation est pour le moins hétérogène et fragmentée et son financement insuffisant. Est-il d'ailleurs légitime de financer la prévention sur le budget de l'assurance maladie ? Ne faut-il pas inclure le réseau des médecins généralistes dans une action préventive à l'échelle du pays ? Mais alors, avec quelle rémunération quand l'acte préventif demande du temps et ne fait l'objet d'aucune rémunération spécifique ? Ne faut-il pas former spécifiquement des professionnels orientés vers cette action essentielle en terme de santé publique ?

Alors que l'information et l'éducation pour la santé revêtent une importance sociale croissante, quels sont les métiers, les formations et les moyens dégagés pour assumer ces tâches ? On a vu combien les médias jouaient un rôle majeur dans la diffusion des connaissances en santé. N'est-il pas temps d'officialiser la formation de spécialistes qui jusqu'à présent, en véritables précurseurs, se sont formés sur le tas, qui à partir de la médecine, qui à partir du journalisme ?

Au moment où la pollution atmosphérique est au cœur des polémiques de l'été, on réalise plus que jamais la nécessité d'impliquer la santé dans tous les problèmes liés à l'environnement. L'un d'entre nous a publié en 1996, dans le cadre de l'Office parlementaire d'évaluation des choix scientifiques et technologiques, un rapport consacré aux liens entre la santé et l'environnement[1]. Outre le souhait de voir créée une spécialité à part entière de médecine de l'environnement, ce rapport mettait l'accent sur les besoins nouveaux en matière de protection de la santé dans tous les grands projets d'urbanisme, de constructions, d'équipements ou d'industrialisations. Il y a dans ces domaines la place pour de nouveaux métiers exercés par des médecins, ingénieurs et techniciens de l'environnement en matière de santé. Bien sûr nous avons rencontré des spécialistes compétents qui nous ont aidés à préciser nos idées, mais il ne nous semble pas normal que de telles formations ne soient pas, d'une manière ou d'une autre, assurées ou coordonnées dans le cadre d'une université de santé.

On réalise aussi avec l'affaire de la vache folle que la qualité sanitaire de notre alimentation, y compris l'eau, doit être assurée par des professionnels qui, à un moment ou un autre de leur formation, sont en contact avec le monde de la santé[2]. Nous n'avons à cet égard aucune idée préconçue et il ne s'agit pas en réformant ou réorganisant de critiquer systématiquement ce qui a été réalisé précédemment, mais bien au contraire de démontrer que l'organisation spontanée, parfois improvisée sous la pression des besoins, doit être aujourd'hui mieux intégrée dans le vaste monde de la santé. Il y a aussi dans ces domaines de nouvelles filières à développer.

On pourrait dire de même pour la gestion administrative des établissements de soins, la gestion financière des budgets liés à la santé, la surveillance épidémiologique, les expertises et conseils juridiques, les ingénieurs et techniciens impliqués dans l'industrie pharmaceutique ou le génie biomédical. Tous ces métiers ont pour ancrage la santé.

Jusqu'à présent, il faut le répéter, la santé s'est limitée pratiquement à l'enseignement de la médecine. Une telle situation, si elle devait perdurer, risquerait de condamner les facultés de médecine à la stagnation ou même à la régression en raison des contraintes liées au contrôle des praticiens en exercice. Quand toutes les autres facultés tentent de se

1. Mattei J.-F. *Les liens entre la santé et l'environnement, notamment chez l'enfant.* Rapport Assemblée nationale n°2588, 1996.

2. Mattei J.-F. *De la vache folle à la vache émissaire.* Rapport de la mission d'information commune à l'Assemblée nationale n° 3291, 1997.

diversifier, d'ouvrir l'éventail des formations, de se professionnaliser avec l'ambition de progresser, les facultés de médecine n'auraient à l'évidence qu'un avenir limité et passeraient à côté de leur mission essentielle qui est bien désormais de développer et promouvoir les connaissances en santé dans notre pays.

Au même titre qu'existent des facultés de lettres, de sciences, de droit, de sciences économiques apparues avec les besoins du temps, l'évolution de notre monde conduit naturellement à l'émergence de facultés de santé, ou à tout le moins d'universités de santé qui regrouperaient, soit directement, soit par association conventionnelle, l'ensemble des formations en santé. De notre point de vue, ce n'est d'ailleurs pas tant la conséquence logique de la création d'un DEUG Santé que le préalable indispensable à un nouveau regard plus global sur la politique de santé.

À ce point de notre propos, il faut préciser que notre intention n'est pas d'entrer dans le détail des filières, des modalités administratives ou organisationnelles, pas plus que du contenu des programmes. D'autres que nous sont beaucoup plus qualifiés pour le faire en raison de leurs responsabilités ou de leur expérience en la matière. Nous voulons simplement dire ce qui, de notre point de vue, constitue une évolution inéluctable, sauf à ce que la santé soit bradée, disséminée, fragmentée et que les politiques, tôt ou tard soient ramenés à la raison sous la pression d'événements difficiles.

Nous avons longuement échangé sur ces différents points avec la plupart des acteurs concernés. Tous sont très ouverts à ce sujet, beaucoup nous ont dit être séduits. En fait, notre sentiment est que le sujet est arrivé à maturité et qu'il est temps, au moins à titre expérimental dans quelques académies, de s'orienter vers la création de telles universités.

Le défi pédagogique du deuxième cycle

LE DOUBLE ENSEIGNEMENT CLINIQUE ET THÉORIQUE

Actuellement, le deuxième cycle des études médicales comprend quatre années. Or, comme on l'a vu, la première année du deuxième cycle est toujours associée à la deuxième année du premier cycle. Tout se passe, quels que soient les découpages officiels, comme si le PCEM1 était à part, alors que PCEM2 et DCEM1 (P2-D1, selon la formule consacrée) constitueraient de fait le premier cycle. De ce point de vue, la création du DEUG Santé a le mérite de clarifier les choses puisqu'il organise, sur deux années bien définies, le premier cycle des études médicales.

Dès lors, le deuxième cycle reprend toute sa signification au cours de quatre années qui vont permettre à l'étudiant en médecine de découvrir le monde de la clinique à l'hôpital et d'acquérir les connaissances théoriques nécessaires.

Ce deuxième cycle vient de faire l'objet de nouvelles dispositions qui sont positives à plusieurs titres. Bien entendu les insuffisances soulignées pages 91 et 92 restent à prendre en compte. Il nous paraît utile de préciser dès maintenant les points suivants.

Concernant les stages hospitaliers, il est indispensable que l'étudiant en médecine fréquente l'hôpital tous les matins avec assiduité dès la première année (DCEM1). Durant cette année, il participe pleinement à l'activité du service mais ne prend aucune garde. Il n'est pas rémunéré pendant cette période. Pendant les trois années suivantes (DCEM2,

DCEM3, DCEM4), assurant de réelles fonctions dans les services et participant au service de garde il est rémunéré comme étudiant hospitalier. Il est capital que tout au long de ces années de pratique hospitalière l'étudiant soit encadré, enseigné et contrôlé. La pratique du carnet de stage doit être généralisée et exigée comme un élément indispensable du cursus avec un certain nombre de compétences élémentaires et de comportements qui doivent être appris et validés, ainsi que les appréciations de ses maîtres de stage. Ce carnet de stage ne doit pas être une formalité mais il doit constituer un élément important pour la validation de la partie clinique du deuxième cycle. Certains choix dans des disciplines particulières sont, comme c'est déjà le cas, obligatoires.

Enfin, il serait judicieux que soit introduite la possibilité pour les étudiants de faire connaître leur appréciation sur le caractère plus ou moins formateur des services dans lesquels ils sont passés de façon à ce que des ajustements puissent être réalisés. Les enseignants ont tout à gagner d'un tel système qui est stimulant, tout à la fois pour eux et pour les étudiants. Les exigences doivent être réciproques.

Concernant les cours à la faculté, il faut bien dire que la situation actuelle est telle que rien ne peut être pire. Lors des entretiens que nous avons eus, un de nos interlocuteurs, probablement un peu provocateur et désabusé, a posé la question de savoir où était la place de la faculté tout au long des études de médecine ! La réalité est que les cours de première année conduisant au concours sont de plus en plus souvent doublés par les préparations parallèles ; que le P2 et le D1 ne revêtent aucun enjeu réel ; et qu'après, nous y reviendrons, les étudiants désertent les amphis pour s'adonner aux délices d'un bachotage recommencé pour la préparation de l'internat dans le cadre de conférences de préparation publiques ou privées et très souvent payantes.

L'enseignement actuel du deuxième cycle se résume donc, en forçant à peine le trait, à des cours donnés devant des bancs désertés et à des polycopiés retranscrits par les organisations étudiantes à partir d'enregistrements sur magnétophone. Clairement une seule chose compte désormais, le concours de l'internat, et justement ce n'est pas à la faculté qu'il se prépare. Il y a donc un véritable défi pédagogique que les facultés se doivent de relever pour reprendre toute leur place, d'autant que l'internat a désormais une implication directe avec l'enseignement universitaire puisqu'il permet l'orientation des étudiants vers les différents troisièmes cycles.

LES DONNÉES DE L'*EVIDENCE-BASED MEDICINE* ET DU CURSUS DE MACMASTER

Il est intéressant à ce point de la réflexion sur les orientations pédagogiques de rappeler l'innovation introduite dans la formation médicale en Amérique du Nord avec l'*Evidence-Based Medicine* et le cursus de MacMaster.

Le terme d'*Evidence-Based Medicine* (EBM) a été défini au cours des années 1980 à l'école de médecine MacMaster à Hamilton, ville d'Ontario située à quelques *miles* de Toronto[3]. Pour les universitaires de MacMaster, il s'agissait de préciser un des concepts fondamentaux de la réforme « pédagogique » qu'ils mettaient en œuvre pour les futurs médecins dont ils avaient la charge[4]. Cette réforme était organisée autour de trois concepts principaux :

– l'auto-apprentissage dans le cadre de petits groupes suivis de près par un tuteur senior ;

– la résolution de problèmes cliniques comme axe prioritaire de l'organisation du curriculum ;

– l'*Evidence-Based Medicine* – que l'on peut traduire par « la médecine fondée sur des faits démontrés » – comme corpus de connaissances principal.

L'exposition détaillée de ce nouveau concept[5] indique qu'il prétend s'appliquer aussi bien à l'apprentissage qu'à la pratique de la médecine. En clair, cela signifie que tous, aussi bien les étudiants en faculté que les plus anciens dans le cadre de la formation continue ou dans le cadre quotidien de leur pratique professionnelle, peuvent bénéficier des progrès apportés par l'*EBM*. Le lien ainsi tissé entre la formation initiale et la pratique médicale constitue donc une innovation intéressante, puisque les efforts consentis pour développer l'évaluation des pratiques médicales vont de pair avec les innovations apportées à l'évaluation des compétences des étudiants.

---

3. Neufeld V.R., Woodward C.A., Mac Leod S.M. The MacMaster MD program : a case study of renewal in medical education. Acad Med, 1989, *64* : 423-432.

4. Rosenberg W., Donald A. Evidence-Based Medicine : an approach to clinical problem-solving. BMJ, 1995, *310* : 1122-1226.

5. Evidence-Based Medicine Working Group. Evidence-Based Medicine : a new approach to teaching the practice of medicine. JAMA, 1992, *268* : 2420-2425.

Le principe de l'*EBM* est simple puisqu'il s'agit, pour assurer correctement la prise en charge d'un malade donné (examiné en consultation par exemple), de revoir ce que la littérature dit dans un cas comparable et de l'appliquer dans le cas particulier. D'une manière plus formelle, les promoteurs de l'*EBM* distinguent les quatre stades successifs suivants :

– formuler clairement le problème clinique à résoudre dans le cas du malade considéré ;

– réaliser une revue de la littérature en excluant les articles critiquables ;

– apprécier la validité et l'applicabilité des conclusions pratiques des articles ;

– en déduire la conduite à tenir pour le malade en cause.

Bien que ce modèle d'apprentissage et de pratique de la médecine ait fait l'objet de sérieuses critiques (dans un seul numéro du *British Medical Journal*[6], ce sont huit lettres à l'éditeur, dont sept pour manifester des réserves, qui ont été publiées !), il est apparu à certains comme particulièrement attractif. En effet, sans vouloir le prendre dans tous les cas au pied de la lettre, il est très utile devant l'acuité des problèmes de définition des standard idéaux pour la pratique médicale et de maîtrise de l'évolution des dépenses de santé. On sait les espoirs placés dans l'utilisation de « *guidelines* » (ou « recommandations ») issues dans une large mesure de techniques voisines ou complémentaires de l'*EBM,* afin de maîtriser l'évolution des coûts. Dans ces conditions, on peut penser que l'*Evidence-Based Medicine* deviendra un concept très « en vogue » dans les années futures.

La faculté de médecine de MacMaster est l'une des dernières facultés créées au cours des années 1960 en Amérique du Nord. Elle a bénéficié peu à peu d'une notoriété considérable jusqu'à constituer désormais une entité quasiment mythique. Cette notoriété grandissante s'est d'abord exprimée dans le milieu plutôt confidentiel des *medical educators* : c'est de cette manière que le cursus des études organisé à MacMaster a été analysé, adapté et quelquefois importé dans plusieurs facultés dont la vocation première était souvent de se tourner vers l'innovation. Les facultés de Sherbrooke au Canada, de Linköping en Scandinavie, d'Adélaïde en Australie, de Maastricht en Hollande et de Harvard aux États-Unis ont ainsi adopté et reproduit les concepts pédagogiques développés à MacMaster. Plus récemment,

6. BMJ, 1995, *311* : 257-259.

plusieurs facultés de médecine françaises, notamment Limoges, Rouen, Grenoble et Bobigny ont, elles aussi, mis en application quelques-unes des idées fondatrices de la faculté de Hamilton.

C'est plus tardivement, depuis le début des années 1990, que les réflexions développées à MacMaster ont largement débordé le cadre de l'organisation pédagogique, notamment à partir de très nombreuses publications. Ces réflexions conduisent à tisser un lien extrêmement fort entre la formation et la pratique médicales au point que l'apprentissage et l'évaluation de l'une et de l'autre sont très intimement intriqués, en particulier en faisant intervenir des méthodes très voisines sinon tout à fait identiques. Jamais un concept n'avait permis de confondre à ce point la formation et la pratique médicales ; il va de soi qu'à l'heure où les systèmes de santé des pays développés s'interrogent sur leur efficacité, ce concept novateur prend toute son importance.

À ce point, il faut rappeler les principales caractéristiques du cursus de MacMaster et des étudiants qui s'y inscrivent.

La première originalité concerne l'investissement consenti pour apprendre aux étudiants « à apprendre » ; cet investissement se traduit notamment par l'organisation, tout au long du cursus, de petits groupes de 5 ou 6 étudiants qui progressent sous le regard attentif et exigeant de l'enseignant-tuteur.

La deuxième originalité forte est que la formation est organisée dans le seul but d'« analyser et résoudre des problèmes de santé ». Dans cette optique, les connaissances et compétences nouvelles ne sont abordées que dans la mesure où elles contribuent à progresser vers la solution du problème initialement posé.

Bien entendu, une participation intense de nombreux enseignants est requise pour assurer l'existence et l'efficacité d'un tel système appliqué durant les 33 mois du programme des études médicales à MacMaster. Il n'existe plus d'enseignement spécifique par discipline ou par spécialité, et le programme est une succession d'unités réorganisées sur un mode interdisciplinaire, incluant dès le début l'apprentissage de compétences cliniques et relationnelles.

- Ainsi, l'unité 1 est la phase de présentation approfondie de tout ce qui sera proposé au cours des études.

- Les unités 2, 3 et 4 permettent d'aborder la quasi-totalité des affections médico-chirurgicales à partir de trois regroupements de fonctions et d'organes.

- L'unité 5 reprend l'ensemble des problèmes, tout au long du cycle de vie depuis la naissance jusqu'au grand âge, avec une attention spéciale sur les questions d'éducation pour la santé et de prévention.

- L'unité 6 est un cycle clinique d'une année.

À l'entrée, la sélection est féroce pour constituer une promotion de 100 à partir de 2 000 à 3 000 candidats. Les modalités de cette sélection consistent surtout à apprécier les qualités personnelles et les potentialités du futur étudiant. Généralement, les étudiants sélectionnés sont assez âgés (âge moyen de 25 ans), et beaucoup d'entre eux ont souvent acquis préalablement un diplôme d'études supérieures.

Dans un récent article[7] faisant le point sur le bien-fondé des innovations de MacMaster après une expérience de 25 ans, les auteurs estiment être sur la bonne voie et concluent en soulignant la nécessité de proposer encore et toujours des modifications afin d'améliorer la préparation des étudiants à la pratique de la médecine.

En France, la Conférence des Doyens et plusieurs facultés de médecine ont très largement ouvert ce débat et commencé de le faire progresser[8].

LE DIPLÔME EN SCIENCES MÉDICALES

Après avoir rappelé les innovations proposées par le cursus MacMaster, il est utile de montrer que cette démarche est désormais largement partagée. Nous rapportons, pour preuve, les orientations visant à rénover la formation médicale initiale en Grande-Bretagne. Il s'agit d'extraits du *Tomorrow's Doctors*[9], rédigés sous l'égide du *General Medical Council,* qui précisent la fonction et donc la formation de

---

7. Blake J.M., Norman G.R., Smith E.K.M. Report card from MacMaster : student evaluation at a problem-based medical school. Lancet, 1995, *345* : 899-902.

8. Even Ph., Guiraud-Chaumeil B. Confrontation avec le système de santé américain. *In* : Les hôpitaux universitaires de l'an 2000, Toulouse, Privat, 1996 : 237-244.

9. General Medical Council. *Tomorrow's Doctors*. Recommendations on Undergraduate Medical Education, 1993.

l'étudiant en médecine des années 2000. Certaines peuvent apparaître comme frappées au coin du bon sens et d'autres relever d'une vision idéale des choses.

« La masse des connaissances factuelles que les étudiants doivent mémoriser au cours des années consacrées à la formation initiale de base[10] *devrait être réduite de manière significative.*

« Il serait utile de promouvoir un enseignement fondé sur le développement de la curiosité et des capacités de découverte, intégrant la nécessité "d'apprendre à apprendre" et favorisant l'émergence de l'esprit critique des étudiants.

« De cette manière, les étudiants pourraient être très précocement encouragés à l'auto-apprentissage ; ils seraient alors mieux préparés pour suivre tout au long de leur expérience professionnelle une formation continue.

« L'état d'esprit et les principaux traits du comportement qui caractérisent vraisemblablement un "docteur" pourraient être envisagés au cours de la formation initiale ; les médecins ainsi formés exerceraient sans doute plus aisément leurs responsabilités vis-à-vis des malades, vis-à-vis des autres médecins et plus généralement de la société.

« Les compétences pratiques essentielles, dont la maîtrise est indispensable pour débuter un exercice médical professionnel, pourraient faire l'objet d'un enseignement et d'une évaluation avant la fin de la formation initiale.

« Un "noyau dur" des connaissances et compétences constituant la base indispensable de la formation médicale initiale devrait être défini.

« Ce "noyau dur" pourrait être complété par une série de modules, éventuellement optionnels, qui permettraient aux étudiants de se former au raisonnement scientifique et de s'ouvrir à des perspectives de recherche.

« Le "noyau dur" des connaissances pourrait être présenté sous la forme d'enseignements intégrés, sous la responsabilité conjointe des enseignants fondamentalistes et des enseignants cliniciens.

« Les capacités relationnelles des étudiants (nécessaires à une bonne pratique clinique) pourraient être valorisées tout au long de cette formation médicale initiale rénovée.

« Les thèmes habituellement désignés de "santé publique" pourraient être présentés très précocement dans le nouveau curriculum.

---

10. NdR : six années totalisant 5 500 heures selon les dispositions européennes.

« De même, l'organisation du système de soins pourrait être présentée très précocement aux étudiants en fournissant des exemples de ce qui peut être développé en milieu ambulatoire et de ce qui peut être organisé dans le secteur hospitalier. »

À leur lecture, ces orientations ne sont pas aussi novatrices qu'on pourrait le penser. En fait, nombre de ces propositions ont déjà, ici et là, été faites.

En France d'abord, les décisions prises en 1988 et précisées tout récemment pour modifier le contenu des trois premières années des études médicales ont été nourries d'inspirations voisines. L'introduction du module de culture générale en est un exemple ; le stage précoce auprès des malades en est un autre.

De plus, les propositions faites actuellement pour faire évoluer le deuxième cycle et le concours d'internat ont notamment pour finalité de valoriser la formation clinique et de substituer une pédagogie du raisonnement à la pédagogie de la mémorisation.

Aux États-Unis ensuite, où les *medical schools* sont désormais subventionnées pour réorienter les curriculum de manière à diplômer *in fine* les étudiants capables de répondre efficacement à ce qui est perçu comme les besoins de santé de la population (notamment en ce qui concerne les aspects préventifs et thérapeutiques).

Enfin, les orientations préconisées par le *General Medical Council* comportent évidemment des avis sur l'évaluation des étudiants, dont celui-ci :

« Bien entendu, il serait utile que ce curriculum rénové soit finalement "sanctionné" en utilisant des techniques d'évaluation des étudiants réadaptées (et dont une des évolutions majeures serait qu'on tenterait d'accorder une importance moindre à l'acquisition d'une masse de connaissances factuelles et peu hiérarchisées). »

De tout ce que nous avons entendu lors des nombreux entretiens que nous avons eus, aussi bien avec les enseignants qu'avec les étudiants, il ressort que l'opinion est unanime et rejoint ces réflexions. Le temps de l'enseignement magistral prépondérant est terminé. C'est le grand défi de la réforme du deuxième cycle. Sans vouloir recopier à la lettre les méthodes de MacMaster, il apparaît indispensable de ne plus s'en tenir à la seule communication d'un savoir. Il importe tout autant de former les esprits au raisonnement, de les préparer à un internat recentré dans l'optique de leur futur métier de médecin. Pour cela, il semble que de nouveaux moyens d'enseignement s'imposent jouant sur la simulation de cas, l'interactivité, la critique immédiate, la comparaison d'attitudes différentes. Le petit nombre d'étudiants lié au *numerus clausus* fait que les enseignements doivent pouvoir se faire avec de petits groupes d'étudiants dans un nouveau type de compagnonnage.

C'est pendant le deuxième cycle que doit s'acquérir la maîtrise des méthodes de travail, qu'il s'agisse de l'accès aux moyens d'information et à leur analyse critique, du processus de raisonnement qui conduit des données de l'examen clinique et du bilan para-clinique à la résolution des problèmes et à la décision médicale argumentée, du travail en équipe pluridisciplinaire. C'est encore pendant le deuxième cycle que doivent être approfondies les relations humaines et les sciences sociales, la vision d'ensemble du malade, l'éthique et la déontologie, les notions de responsabilités médicales, les méthodes d'évaluation, les données de l'économie de la santé, la capacité de raisonnement en termes de santé publique et les divers aspects de la pharmaco-clinique et de la thérapeutique.

Cet enseignement théorique devrait être composé de modules obligatoires et de modules optionnels en fonction des filières prioritairement choisies pour l'internat. Il est difficile de comprendre par exemple que des candidats à l'internat se préparant à choisir la chirurgie n'acquièrent pas obligatoirement les connaissances élémentaires en anatomie ! On comprend que si l'enseignement se fait désormais par petits groupes autour d'enseignants utilisant des méthodes modernes, si l'un des objectifs de l'enseignement devient la préparation du concours d'internat, et si celui-ci comporte des matières optionnelles fonction du choix des étudiants, alors la faculté peut espérer reprendre toute sa place dans la formation des futurs médecins.

Au total, la validation du deuxième cycle des études médicales doit être du domaine exclusif de chaque faculté. Cette validation – comme l'indique le décret du 4 mars 1997 – doit prendre en compte aussi bien les aspects théoriques que les aspects pratiques de la formation dispensée au cours des années de deuxième cycle.

Trois notions clés devraient être constamment présentes à l'esprit des responsables hospitalo-universitaires qui organisent les épreuves de validation du deuxième cycle :

– la première notion est l'intégration des différentes sciences, disciplines et comportements qui auront été acquis par les étudiants ;

– la deuxième notion est la possibilité d'options qui seront proposées aux étudiants ; ainsi, autour d'un tronc commun, chacun pourra développer ses compétences en fonction de son intérêt particulier et de sa motivation. Ces possibilités d'options, qui pourraient être croissantes tout au long du deuxième cycle, constitueront notamment les éclairages nécessaires pour faciliter l'orientation vers les troisièmes cycles ;

– la troisième notion est la continuité qui devrait se traduire par l'institution de tests d'évaluation tout au long et au terme du deuxième cycle.

En outre, et dans la logique du DEUG Santé, il semble nécessaire que le deuxième cycle des études médicales soit sanctionné comme le premier cycle par un diplôme validant les connaissances cliniques et pratiques acquises au cours des quatre années. Ce diplôme en sciences médicales serait ainsi délivré à tous les étudiants qui auraient satisfait au contrôle des connaissances à la fin du deuxième cycle. Il ne permettrait pas l'exercice médical mais serait une possibilité, pour ceux qui ne souhaitent pas exercer, de s'orienter vers d'autres filières et d'accéder aux divers troisièmes cycles « non-soignants » au cours desquels des étudiants pourraient obtenir une double ou une triple formation après avoir acquis les compétences correspondant aux six premières années de faculté. Ce nouveau diplôme doit donc constituer une voie de sortie des études médicales pour des étudiants qui ne se destinent pas à une pratique diagnostique ou thérapeutique, alors qu'actuellement le diplôme de docteur en médecine permettant l'exercice de la médecine générale est la seule issue « minimale » possible des études de médecine, y compris pour ceux qui ne veulent pas s'orienter vers l'exercice praticien. Or, on peut parfaitement concevoir qu'après avoir découvert de nouveaux champs possibles et après quatre années de pratiques hospitalières et de sensibilisation à la médecine de ville, quelles qu'en soient les modalités, des étudiants ayant validé leur diplôme en sciences médicales choisissent de s'orienter vers un troisième cycle universitaire différent ou une filière professionnalisée de haut niveau (sciences de l'environnement, de la communication, de la gestion ou de l'administration, recherche ou industrie parmi d'autres...). C'est aussi au moment de la validation du diplôme en sciences médicales que les étudiants qui, pour différentes raisons, apparaissent inaptes à l'exercice médical pourraient être orientés vers d'autres métiers. Actuellement, et tous nos interlocuteurs nous l'ont signalé, rien n'est officiellement prévu afin de permettre aux enseignants de s'entretenir avec les futurs médecins pour les guider et éviter des erreurs graves d'orientation, non seulement pour eux mais aussi pour les malades.

Ayant validé leur diplôme en sciences médicales, tous les étudiants désireux d'exercer la médecine devraient enfin se présenter au concours de l'internat.

LE CONCOURS DE L'INTERNAT

Les éléments de la problématique en France

Au terme de la description et de l'analyse critique de la procédure d'accès aux troisièmes cycles et à la lumière des expériences étrangères, quelles sont les observations ou les constatations essentielles, à partir desquelles des propositions peuvent être élaborées ?

1. Les étudiants sont favorables à une procédure anonyme, qu'ils considèrent juste, notamment en raison des modalités d'épreuves nationales et de corrections largement automatisées.

2. Le concours d'internat actuel exerce une forte attraction sur les étudiants, dont une large majorité s'astreint à un travail intense, en particulier tout au long des deux dernières années du deuxième cycle.

3. La forte notoriété de l'ancien internat des hôpitaux persiste et continue de se traduire à travers le volontariat de la candidature et la sélectivité réelle de la procédure, quand l'attention se porte sur les postes de médecine et de chirurgie de certains sites hospitalo-universitaires renommés.

4. Le concours d'internat induit un bachotage, organisé sur deux ou trois années, axé sur la vision étroite d'une science médicale réduite par le programme et par les types d'épreuves actuels. En dépit d'ajustements, ce programme et ces épreuves semblent incapables de traduire les mutations requises pour préparer nos futurs médecins aux réalités de leur exercice.

5. La maîtrise du programme et la préparation des épreuves « écrites » correspondantes éloignent nécessairement les étudiants-candidats de la proximité des malades et de la pratique clinique.

6. Les structures parallèles, privées et payantes de préparation au concours, prennent une importance croissante et apparaissent aux étudiants comme des points de passage obligés pour une garantie de résultats.

7. La « sélection par l'échec » au concours que ressentent certains généralistes et qui fait l'objet d'une large médiatisation est néfaste au rôle professionnel que doivent remplir les praticiens généralistes.

8. L'organisation actuelle des épreuves, des corrections et des procédures de choix de postes est marquée par une complexité qui nuit à la sérénité dans laquelle les candidats devraient pouvoir choisir leurs orientations pré-professionnelles.

Au moment d'énoncer les propositions, il faut être pleinement conscient que la question centrale reste l'organisation du dispositif permettant l'orientation des étudiants vers les différentes voies du troisième cycle de la formation médicale.

Un tel dispositif devra permettre une orientation à partir d'une évaluation des étudiants la plus juste, c'est-à-dire la plus fiable, la plus reproductible et la plus objective possible.

Ensuite, et ce n'est pas négligeable, il faudra bâtir un dispositif aisé à mettre en pratique, dont le coût humain et matériel sera facilement assuré par les ressources publiques.

Enfin, et c'est le point capital, il est indispensable que les critères sur lesquels seront évalués les étudiants en fin de deuxième cycle soient valides. Cela signifie que les épreuves qu'ils auront à passer, tout au long et au terme du deuxième cycle, devront permettre de distinguer chez eux les qualités qui en feront des étudiants de troisième cycle parfaitement préparés aux responsabilités qu'ils auront à assumer. Bien entendu, l'ensemble des programmes et des formations organisés en amont par les facultés de médecine depuis le PCEM1 jusqu'au DCEM4 s'adaptera progressivement, de manière à ce que les meilleures conditions de préparation soient offertes aux étudiants : c'est ce qu'on appelle le retentissement pédagogique positif de l'évaluation.

Un internat obligatoire pour exercer la médecine

Le concours de l'internat occupe dans l'histoire de la médecine française une place privilégiée. Il a longtemps constitué le début de la voie royale menant aux carrières hospitalo-universitaires, mais trois coups fatals lui ont fait perdre son rôle primordial de sélection. D'abord la suppression de l'externat qui constituait une pré-sélection efficace, puis le passage obligé par l'internat pour être spécialiste, ce qui lui a fait perdre toute valeur discriminante, et enfin le nombre de places offertes correspondant à 50 % des étudiants l'a banalisé. En réformant l'internat, il n'est pas question dans notre esprit de supprimer la sélection indispensable de ceux qui prétendent exercer des responsabilités hospitalo-universitaires. Il faut au contraire la rétablir avec une exigence renouvelée sans s'abriter derrière le faux-semblant de l'internat actuel qui ne ressemble en rien à son illustre ancêtre.

Aujourd'hui l'équation est simple. Il faut diminuer le nombre de spécialistes, ce qui conduit inévitablement à diminuer le nombre d'internes dans le système actuel. Or, cette diminution est incompatible avec le bon fonctionnement des établissements hospitaliers. Le risque est de voir les CHU évoluer dans les mêmes difficultés que celles rencontrées par les Centres hospitaliers généraux après la disparition de l'internat des régions sanitaires. À l'évidence il faut donc admettre que le nombre d'internes nécessaires ne peut correspondre aux seuls futurs spécialistes. Comme d'autre part tout le monde s'accorde pour dire que les médecins généralistes ne peuvent plus être sélectionnés par l'échec au concours et qu'ils doivent bénéficier d'une formation pratique de qualité, la nécessité d'un internat obligatoire pour tous les futurs praticiens s'impose.

Cette hypothèse n'est envisageable que sous deux réserves. D'une part, il faut que cet internat offre à chacun une possibilité de se former dans la filière de son choix en fonction de son classement, et d'autre part que soit organisée la sélection des futurs hospitalo-universitaires.

Dans cette hypothèse, les étudiants qui souhaitent poursuivre vers un troisième cycle de formation clinique, sanctionné par un diplôme qualifiant pour l'exercice médical, devront se présenter à une épreuve de classement dès lors qu'ils auront validé le deuxième cycle. Cette épreuve de classement devrait être anonyme et donc reposer sur des tests excluant les questions orales ou pratiques. L'organisation de cette épreuve à l'échelon national paraît devoir s'imposer.

Les étudiants devraient choisir d'être classés, par ordre préférentiel, dans les différentes filières de troisième cycle qui pourraient être au nombre de trois :

– **médecine spécialisée**, incluant la médecine du travail, la santé publique, la psychiatrie et la biologie dont il faut indiquer clairement qu'elles sont des spécialités médicales à part entière et dont les contingents de postes seraient définis de manière indépendante et spécifique ;

– **chirurgie et spécialités chirurgicales** ;

– **médecine générale et soins primaires d'urgence**.

Les inscriptions à l'une ou l'autre de ces trois filières devraient être conditionnées par le(s) cursus optionnel(s) suivi(s) au cours du deuxième cycle (par exemple, la filière en chirurgie et spécialités chirurgicales accorderait un coefficient élevé à l'épreuve d'anatomie).

Au terme de l'épreuve de classement, chaque candidat choisirait sa filière de troisième cycle en fonction des possibilités ouvertes par le rang de classement.

Le nombre de postes offerts pour l'ensemble des trois filières de troisièmes cycles serait rigoureusement équivalent au nombre de candidats à l'épreuve de classement, de telle sorte qu'une régulation du flux vers l'une ou l'autre des filières serait mise en œuvre.

Chaque étudiant pourrait se présenter à au moins deux reprises, sur deux années distinctes, à l'épreuve de classement.

Puisque le deuxième cycle fait maintenant l'objet d'un décret pédagogique suffisamment élaboré (il devra cependant être remanié pour prendre en compte les insuffisances relevées précédemment), l'épreuve de classement ne reposerait sur aucun programme spécifique comme c'est le cas pour le concours d'internat actuel, mais très simplement sur les acquisitions résultant des années antérieures d'études médicales.

Cette recherche de simplicité se retrouverait également dans la nature des tests utilisés pour l'épreuve de classement, qui seraient des tests axés sur l'interprétation et les décisions à prendre devant des problèmes de santé présentés de la manière la plus réaliste.

L'absence de programme spécifique et l'absence de « valeur ajoutée à la technicité » des tests utilisés contribueront à encourager les facultés à relever le défi pédagogique.

En revanche, les officines et structures de préparation payantes devraient trouver moins de justifications à croître et à proliférer. L'équité due aux étudiants devrait s'en trouver renforcée.

Le troisième cycle

LE TROISIÈME CYCLE NON-PRATICIEN

La définition de nouvelles orientations pour la médecine est évoquée depuis quelques années déjà, notamment par A. Gouazé dont nous partageons nombre de réflexions[11]. C'est bien dans le cadre d'universités de santé que doit être organisé un troisième cycle à options ouvrant sur des carrières médicales non praticiennes et distinctes des DES. La santé publique y est bien sûr présente avec l'épidémiologie, l'économie de la santé, l'information médicale de la collectivité, l'éducation pour la santé et la prévention, le journalisme médical, la gestion et l'administration des différents domaines touchant à la santé, à l'industrie (agro-alimentaire, équipement médical...), l'environnement, le droit de la santé. C'est sur ce modèle que les facultés de droit et de médecine de Tours et de Poitiers ont construit un troisième cycle de « droit médical » conclu par un DESS (diplôme d'études supérieures spécialisées). Ces nouvelles orientations des études médicales permettraient de répondre à de nouveaux besoins, d'élargir le champ des professions de santé et d'offrir aux étudiants des orientations plus diversifiées.

C'est également dans ce cadre que des étudiants pourraient faire le choix de rejoindre la filière recherche (DEA, thèse de doctorat).

---

11. Gouazé A. *Une certaine idée du pouvoir médical*. Paris, Expansion scientifique française, 1991.

LE TROISIÈME CYCLE DE MÉDECINE GÉNÉRALE

Ayant intégré la filière médecine générale et soins primaires d'urgence fonction de leur classement à l'internat et de leur choix, les étudiants devront exercer des fonctions hospitalières pendant trois ans, et cela pour se conformer aux exigences européennes. Durant ces trois années, ils recevront une formation théorique qui pourrait être organisée sur des périodes bloquées par rotation pour ne pas interférer avec le fonctionnement hospitalier et pour ne pas défavoriser ceux qui seraient affectés dans des services formateurs périphériques. La participation à cet enseignement serait naturellement obligatoire et devrait être validée par un contrôle des connaissances dont les modalités restent à définir entre contrôle continu et examen final. Une telle validation répond à une légitime exigence européenne davantage préoccupée de ce qu'on apporte la preuve de la qualité des médecins au sortir de leur formation plutôt qu'au début. Les modalités d'entrée dans le troisième cycle sont de notre seule responsabilité, alors que la qualité des médecins formés relève de responsabilités communautaires. Sur les six choix semestriels, deux se feraient obligatoirement en CHU et trois autres en CHG dans des services accrédités et un auprès de praticiens « maîtres de stages » exerçant une médecine de premier contact.

Cette mesure tendant à garantir aux futurs médecins généralistes une formation de qualité correspond au rôle accru qui leur est dévolu dans l'avenir. Au-delà des vœux pieux, il est temps de traduire dans les faits cette conception de notre système de santé dans lequel les médecins généralistes sont appelés à tenir un rôle d'importance croissante. Sans aborder les discours incantatoires, corporatistes ou opportunistes sur le rôle pivot du médecin généraliste, il faut simplement souligner avec force que les praticiens généralistes sont idéalement placés au contact de la population pour assurer la coordination et la continuité des soins. D'ailleurs, cette évolution n'est pas une initiative française isolée, l'Europe entière et l'Amérique du Nord ont pris des orientations similaires.

Ainsi, la Directive 93/16 du Conseil des Communautés européennes, « visant à faciliter la libre orientation des médecins et la reconnaissance mutuelle de leurs diplômes, certificat et autres titres » précise dans son exposé des motifs, les caractères spécifiques de la fonction des généralistes. Il est utile d'en rappeler certains extraits parmi les plus significatifs.

« ***Considérant que*** *d'une façon quasi générale, le besoin d'une formation spécifique pour le médecin généraliste, qui doit le préparer à mieux remplir une fonction qui lui est propre, est à présent reconnu ; que cette fonction, qui repose pour une part importante sur sa connaissance personnelle de l'environnement de ses patients, consiste à donner des conseils relatifs à la prévention des maladies et à la protection de la santé de l'individu pris dans son ensemble, ainsi qu'à dispenser les traitements appropriés...*

« ***Considérant que*** *ce besoin d'une formation spécifique en médecine générale résulte notamment du fait que le développement intervenu dans les sciences médicales a entraîné un écart de plus en plus marqué entre la recherche et l'enseignement médicaux, d'une part, et la pratique de la médecine générale, d'autre part, de sorte que des aspects importants de la médecine générale ne peuvent plus être enseignés de façon satisfaisante dans le cadre de la formation médicale traditionnelle de base des États membres...*

« ***Considérant que*** *au-delà du bénéfice qui en résultera pour les patients, il est également reconnu qu'une meilleure adaptation du médecin généraliste à sa fonction spécifique contribuera à améliorer le système de dispense des soins, notamment en rendant plus sélectif le recours aux médecins spécialistes ainsi qu'aux laboratoires et autres établissements et équipements hautement spécialisés...*

« ***Considérant que*** *l'amélioration de la formation en médecine générale est de nature à revaloriser la fonction de médecin généraliste...*

« ***Considérant que*** *s'il paraît irréversible, ce mouvement se développe selon des rythmes différents dans les États membres ; qu'il convient, sans précipiter de manière intempestive les évolutions en cours, d'en assurer la convergence par étapes successives dans la perspective d'une formation appropriée de tout médecin généraliste qui répond aux exigences spécifiques de l'exercice de la médecine générale...*

« ***Considérant que*** *pour assurer la mise en œuvre progressive de cette réforme, il se révèle nécessaire, dans une première phase, d'instaurer dans chaque État membre, une formation spécifique en médecine générale qui réponde à des exigences minimales tant du point de vue qualitatif que du point de vue quantitatif et qui complète la formation minimale de base que le médecin doit avoir en vertu de la pré-*

sente directive; qu'il importe peu que cette formation en médecine générale soit dispensée dans le cadre de la formation de base du médecin au sens du droit national ou en dehors de ce cadre; que, dans une deuxième phase, il convient, en outre, de prévoir que l'exercice des activités du médecin en sécurité sociale devra être subordonné à la possession de la formation spécifique en médecine générale; que, enfin ultérieurement, de nouvelles propositions devront être faites pour parfaire la réforme. »

De même, il est intéressant d'examiner l'évolution de la médecine générale en Amérique du Nord au cours des 50 dernières années.

À l'origine on trouve l'*American Academy of General Practice,* créée en 1947 par des praticiens soucieux d'endiguer le déclin de l'effectif et la perte de prestige des généralistes qui étaient perceptibles depuis les années 1930. Des cycles de résidanat démarrèrent alors, mais ces curriculum n'étaient ni coordonnés entre eux, ni surtout accrédités; le diplôme correspondant n'existait pas et les étudiants commencèrent de se détourner de la pratique générale.

En 1966, sur les recommandations de trois commissions successives (rapports Folsom, Millis et Willard, du nom des trois rapporteurs), l'*American Board of Family Practice* fut institué.

Trois années plus tard, la spécialité de *family practice* était créée. Depuis lors, le nombre de programmes de résidanat qui assurent la formation et préparent la certification des *family physicians* a considérablement augmenté; le nombre d'étudiants qui suivent ces programmes est passé de 372 à 9 400 entre 1969 et 1993 avec un pourcentage de diplômés évoluant de 67,7 à 89,6 %. Encore y a-t-il eu pour la récente période 1990-1993 un tassement dû à un allongement à trois ans des programmes.

La poussée de la médecine de famille est donc réelle. Il est vrai qu'aux États-Unis, elle répond à des questions spécifiques comme la difficulté d'accès aux soins dans certaines zones rurales et pour les 30 millions d'exclus d'une part, et d'autre part la nécessité de contrôler les dépenses de santé en favorisant le recours aux soins primaires dont les *family physicians* sont le fer de lance. Les responsables américains doivent aussi tenir compte d'un rapport spécialistes/généralistes qui est aujourd'hui de 2 pour 1, ce qui n'est pas la réalité française. De même, il faut considérer que le système d'accès aux soins est très différent aux États-Unis, avec 30 millions d'exclus, et 60 millions d'Américains (soit 20 %) qui adhèrent à des organisations type *Health Maintenance Organization.* Dans ces conditions, pour une densité médicale voisine de la nôtre, le discours sur la pléthore médicale est également prédominant de l'autre côté de l'atlantique.

Sur ces questions, un récent numéro du *JAMA* apporte divers points de vue complémentaires[12] ; parmi les quatre courts articles qui traitent les sujets, trois sont le fait d'experts « seniors ». En premier lieu, un économiste de la santé, professeur à *Princeton University,* s'interroge sur la pertinence de choisir une carrière médicale clinique actuellement en Amérique du Nord; les données qu'il cite sont inquiétantes. Ce serait près de 30 % des 571 000 cliniciens qui apparaîtraient en surnombre d'ici à l'an 2000. Sa conclusion est cependant moins démobilisante quand il souligne que pour des étudiants réellement bien formés et compétents il se trouve des opportunités professionnelles. Ensuite, un membre de la *Texas Medical Association* analyse les conséquences sur la profession médicale (et les formations qui y conduisent) de la montée en puissance des *managed-care systems.* Il indique que près de 60 millions d'habitants des États-Unis y sont désormais affiliés, avec un taux d'adhésion qui croît de plus de 10 % d'une année sur l'autre. Surtout, il appelle de ses vœux un rapprochement entre ce nouveau mode d'organisation du système de soins et les institutions responsables de la planification de la formation médicale, de manière que les étudiants se préparent le mieux possible à leur rôle professionnel à venir, compte tenu des réformes en cours. La troisième contribution d'un « senior » examine le rôle possible du Gouvernement fédéral américain pour réguler, au mieux, ce qui semble devoir être un important sureffectif de médecins (surtout spécialistes) au cours des années à venir. Ici, les solutions à retenir pourraient être clairement d'inspiration « dirigiste », le Gouvernement, directement ou non, conditionnant son soutien financier aux organismes de formation médicale initiale selon que ces derniers feront correspondre ou non leurs objectifs aux nouvelles réalités du système de financement et d'accès aux soins. Le quatrième article, le plus informatif, est le fait d'un étudiant de la *Stanford University School of Medicine.* Il résume en une seule phrase la délicate question de l'excès de l'offre médicale telle qu'elle semble être très majoritairement ressentie en Amérique du Nord : « Non seulement l'organisation du système de soins en *managed care* nécessite moins de médecins

12. Chabot J.M. Pulse, janvier 1997. Rev Prat, 1997, *47* : 191-192.

qu'un système fondé sur le paiement à l'acte, mais encore les médecins employés sont bien davantage des généralistes que des spécialistes. » L'auteur de cet article précise que les étudiants américains ont, semble-t-il, bien perçu cette évolution du système de santé. C'est en tout cas ce qui ressort de l'analyse des options que prennent ces étudiants quand il s'agit de choisir un programme de « *residency* », qui permet d'acquérir une formation à une spécialisation pratique. En effet, le nombre d'étudiants qui choisissent un *Family Practice Residency Program* est en nette croissance, alors que le nombre de ceux qui choisissent, par exemple, anesthésiologie ou radiologie diagnostique est stable ou reflète même un tassement.

Par ailleurs, le rôle des médecins généralistes comme acteurs premiers en santé publique s'affirme tous les jours davantage. C'est du mixage de deux types de compétences, expertise d'une part, proximité et confiance d'autre part, que peut résulter une politique de santé publique susceptible de répondre de manière adéquate aux besoins et aux aspirations de la population. Dans ce cadre, la place de la médecine générale est évidemment éminente. Comme c'est le cas pour les *General Practitionners* au Royaume-Uni ou celle des *family physicians* aux États-Unis, dans des pays dont les systèmes de soins sont très différents, mais où dans le rôle de « *gate-keeper* » ou de « *physician of first contact* », la place des médecins de pratique générale est essentielle.

Pourtant, en France, la position des médecins généralistes est encore singulière. D'un côté, le discours des politiques et la plupart des rapports qui leurs sont consacrés soulignent et magnifient leur « rôle pivot », de l'autre, ces mêmes rapports évoquent constamment la crise que traverse la médecine générale.

Les ressorts fondamentaux de cette crise ont pourtant été particulièrement bien identifiés par la commission présidée par le conseiller-maître A. Lachaux, qui avait été chargé en 1989 de préciser la place de la médecine générale dans le système de santé français[13].

« Pour comprendre la situation, il faut remonter à la réforme de 1958 qui a enfermé l'université dans l'hôpital. Le formidable essor économique qui, pendant quinze ans, a suivi cette réforme, a permis une véritable "explosion qualitative" de l'hô-

13. Lachaux A. *Rapport sur la médecine générale,* collection les Rapports officiels, La Documentation Française, Paris 1989.

pital public. Les meilleurs médecins n'envisageaient alors que le plein temps et les progrès fulgurants de la science et de la technique permettaient d'améliorer la qualité des soins, le recours systématique à des méthodes d'investigations et d'analyse de plus en plus sophistiquées et de plus en plus performantes. Comme dans tout processus cumulatif, la sélection imposée à l'entrée à l'université s'est tout naturellement faite sur les disciplines faisant appel à l'esprit d'abstraction et non à l'observation. Dans des cursus universitaires qui reposent pour l'essentiel sur des publications scientifiques de plus en plus pointues, comment les cliniciens ne seraient-ils pas les parents pauvres du système et comment les étudiants ne s'identifieraient-ils pas aux professeurs les plus spécialisés ?

« Tout ceci n'était guère favorable au développement ou même simplement au maintien de la primauté de la médecine clinique, science d'observation, d'écoute et de synthèse, pouvant nécessiter du temps. Cette attraction irrésistible vers la spécialisation est la cause principale de la crise de la médecine générale. La vocation généraliste disparaît aussi bien à l'hôpital qu'en pratique de ville. À l'hôpital, les services de médecine non spécialisés s'éteignent les uns après les autres. C'est surtout vrai dans les CHU où la spécialité gagne du terrain, y compris dans les services de médecine interne dont une vocation importante devrait être le soin, l'enseignement et la recherche en médecine générale [...].

« On comprend le malaise des généralistes de ville relégués dans leur cabinet de consultation, coupés de l'hôpital, privés des innovations techniques qui fascinent les médias et le public et ponctuent les succès des "grands professeurs". Leur rôle, leur image dans l'opinion, n'ont cessé de se dégrader depuis trente ans.

« Poussée démographique, accès du plus grand nombre aux soins grâce à la convention médicale, tendance à la spécialisation, toutes les conditions étaient réunies pour que le système connaisse une gigantesque accélération d'une consommation médicale de plus en plus technique et parcellaire et de moins en moins humaine. »

Huit années plus tard, le rapport Lachaux et, au-delà des vicissitudes de l'actualité, l'ambivalence de la médecine générale, tour à tour « pivot du système de santé » ou « en crise », ont conservé toute leur pertinence.

C'est la raison essentielle pour laquelle nous sommes convaincus qu'il faut organiser une filière de l'internat spécifique à la médecine générale à laquelle on adjoindra les soins primaires d'urgence tant, là encore, le médecin généraliste apparaît le mieux placé pour répondre à une demande qui est aujourd'hui de plus en plus difficile à satisfaire.

LE TROISIÈME CYCLE DE SPÉCIALITÉS

Le déroulement de l'internat actuel permet la formation de spécialistes possédant généralement une bonne connaissance clinique. On peut cependant souligner les points sur lesquels des modifications devraient certainement être apportées. Sur le sujet nous rejoignons à bien des égards les réflexions de J. Ghisolfi et B. Guiraud-Chaumeil[14] : « ... *de profondes insatisfactions ont été exprimées ici et là, tant par les enseignants que par les internes. Les enseignants s'inquiètent notamment de l'apathie et de la relative indifférence de certains internes qui attendent une validation automatique puisqu'ils ont passé un concours d'entrée qu'ils estiment très sélectif. Certains internes se plaignent ouvertement de l'accueil et de l'encadrement qui leur sont réservés dans certains services. Ils s'estiment parfois, pour des raisons diverses, négligés ou abandonnés. Enfin, les médecins libéraux installés jugent parfois sévèrement les nouveaux spécialistes, estimant qu'ils sont peu préparés à l'exercice de leur métier...* »

Bien que précisées par un arrêté du 5 mars 1992, les maquettes de DES, qui ne constituent qu'un cadre souple fixant le volume horaire global d'enseignement par discipline, ne sont pas partout réalisées. Il importe donc, pour s'assurer qu'elles sont respectées et bien suivies, de mettre en place une validation réelle. Celle-ci devrait prendre en compte un carnet de stage mentionnant le cursus, les compétences pratiques, la maîtrise des techniques, l'expérience acquise, le tout assorti d'appréciations des maîtres de stages. Elle porterait aussi, comme pour l'internat de médecine générale, sur un contrôle des connaissances théoriques réalisé, à la fois par un contrôle continu et par un examen final de validation. Beaucoup d'enseignants regrettent qu'une véritable évaluation n'ait pas été mise en place. Elle devrait d'ailleurs en bonne logique être accompagnée d'une

14. Ghisolfi J., Guiraud-Chaumeil B. Les missions de l'hôpital universitaire. In : Les hôpitaux universitaires de l'an 2000. Toulouse, Privat, 1996.

appréciation des internes sur les différents services formateurs fréquentés, qui eux-mêmes feront l'objet d'une accréditation renouvelable. Il faut redire que le contrôle de la qualité des médecins formés est une exigence normale prévue lors de la précédente réforme de l'internat, qui avait bien pour objectif d'associer la formation pratique des internes à l'enseignement théorique des anciens CES. Le non-respect de la circulaire d'application 89-505 du 15 juin 1989 de l'arrêté du 29 mai 1989 est source d'inégalités et décrédibilise le système. Il ne suffit pas d'avoir été classé en rang suffisant à l'internat pour être, *ipso facto,* un bon spécialiste quatre ans plus tard. Une validation rigoureuse des connaissances est un point essentiel d'une réorganisation de l'internat.

Il nous semble également très important d'imposer une réelle mobilité. Sur les huit choix de base, deux devraient obligatoirement être réalisés dans un autre CHU que celui d'origine et deux autres en CHG dans des services accrédités. Il faut absolument lutter contre l'habitude qui porte à la facilité de la sédentarisation.

Quant à la durée de la formation, on a vu qu'elle serait de trois ans pour les médecins généralistes. Elle devrait être de quatre ou cinq ans selon les spécialités. Cette période de base devrait pouvoir être poursuivie par une année supplémentaire permettant de compléter une formation, d'offrir plus de souplesse et de débouchés ou de préparer un éventuel concours d'assistanat.

Dans tous les cas, l'internat de médecine générale ou de spécialité se terminerait par la soutenance d'une thèse conférant le grade de Docteur en médecine, diplôme autorisant l'exercice praticien de la médecine.

La formation médicale continue

Bien que la formation continue n'entre pas directement dans les préoccupations de notre propos, il nous paraît difficile de ne pas l'évoquer. Elle est étroitement intriquée avec la formation initiale, comme nous l'avons démontré lors de l'analyse critique, et elle fera de plus en plus appel à des méthodes pédagogiques voisines ainsi que l'indiquent les orientations décrites par l'*Evidence-Based Medicine.*

Des pressions multiples vont continuer de s'exercer de manière croissante sur la profession médicale et son exercice quotidien.

Sans instituer de hiérarchie parmi ces pressions, il faut souligner d'abord le rôle joué par l'économie en raison de la nécessité de contenir le coût de la santé et donc les coûts qui résultent de l'activité des médecins. Ensuite, on ne peut ignorer l'évolution des connaissances scientifiques et techniques sur lesquelles les praticiens fondent leur exercice ; ces connaissances, au moins certaines d'entre elles, évoluent constamment et nécessitent donc des mises à jour, dont la fréquence et l'intensité ne peuvent être laissées à la seule appréciation de chaque médecin.

Enfin, la pression qui monte de l'opinion publique, et plus généralement de chaque utilisateur potentiel du système de santé, doit être prise en compte avec une attention particulière. Il est devenu habituel de dire que près de 15 % du budget que les États-Unis consacrent à la santé correspondent à l'ensemble des sommes que les médecins américains affectent à se protéger et à se défendre contre les menaces que le public et les avocats font peser sur leurs décisions diagnostiques et thérapeutiques.

En l'état actuel, nos législations et nos réglementations, contrairement à la jurisprudence, ne favorisent pas de telles évolutions. Mais les dix dernières années ont été marquées par de nombreux drames individuels et « affaires » de santé publique qui se sont traduits notamment par des indemnisations conséquentes. Économie, évolution des connaissances, exigence de qualité du service offert, tout concourt donc à l'extension de la formation médicale continue. La profession y jouera naturellement un rôle déterminant puisque cette formation est destinée – en réponse à une demande encore confuse – à des professionnels en exercice ; bien entendu, plus les structures issues de la profession médicale pourront affirmer une représentativité forte, plus leur impact sur l'organisation de la FMC sera importante.

Par ailleurs, la question sur la place que peuvent occuper l'université et les structures hospitalières dans la FMC a quelque chose de suranné. Dans l'hypothèse où l'université et l'hôpital se refermeraient sur eux-mêmes, ils auraient de moins en moins de légitimité pour assurer la FMC des médecins qui travailleraient hors leurs murs. En revanche, dans l'hypothèse où l'hôpital – c'est l'un des enjeux des réseaux de soins – et l'université s'ouvriraient largement aux échanges, aux projets communs, aux responsabilités définies et partagées avec la ville, jusqu'à développer un continuum de soins et de formation, alors, leur place se trouverait naturellement définie.

Reste la question du financement de la FMC. Un premier point doit être éclairci : il n'est pas souhaitable que des financements puissent être finalement – ne serait-ce que très partiellement – réorientés par rapport à leur but premier. Il faut donc que les fonds consacrés à produire des programmes de FMC soient exclusivement réservés à cet effet. Par ailleurs, si des budgets peuvent être légitimement demandés pour assurer le fonctionnement ou la promotion d'organismes ou de structures dont l'utilité n'est pas contestable, il convient de les accorder en affichant leur destination.

De leur côté, les médecins eux-mêmes participent au financement de leur FMC. Cette participation peut être accrue ; encore faut-il que ces médecins constatent l'utilité de la formation à laquelle ils s'astreignent et obtiennent la possibilité d'une prise en compte des investissements consentis.

Quand à l'industrie bio-médicale, elle ne peut dans ce dossier être systématiquement diabolisée publiquement et courtisée dès que portes et fenêtres sont refermées. Bien entendu, la formation médicale continue ne peut plus être assimilée par les laboratoires pharmaceutiques comme un moyen d'assurer la promotion d'un produit, mais l'industrie a besoin des médecins tout comme les médecins ont besoin de l'industrie et singulièrement de sa recherche.

À partir de cette observation de départ, il devrait être possible de développer une relation claire et efficace.

Quelles que soient les difficultés d'application du dispositif prévu par le décret de décembre 1996, y compris l'adoption éventuelle de nouvelles dispositions de mise en œuvre, la nécessité d'une formation permanente des médecins (parallèlement à une évaluation de leur pratique) ne peut certainement pas être remise en cause, bien au contraire.

Les carrières hospitalo-universitaires

Les carrières hospitalo-universitaires reposent sur les trois activités que sont les soins, la recherche et l'enseignement, auxquelles il faut de plus en plus adjoindre le domaine administratif qui s'impose comme dévoreur de temps.

Cette triple mission des médecins hospitaliers et universitaires a été instituée par l'ordonnance n° 58-1373 du 30 décembre 1958, publiée au *Journal officiel* du 31 décembre.

Alors que près de quarante années ont passé, il n'est peut-être pas inutile de rappeler les termes des articles premier, deux et cinq qui fixent le cadre de la grande réforme voulue par Robert Debré.

Article premier

« ... Les facultés ou écoles et les centres hospitaliers organisent conjointement l'ensemble de leurs services en centres de soins, d'enseignement et de recherche, conformément aux dispositions de la présente ordonnance. Ces centres prennent le nom de "centres hospitaliers et universitaires" .»

Article 2

« Les centres hospitaliers et universitaires sont des centres de soins où, dans le respect des malades, sont organisés les enseignements publics médical et post-universitaire... la recherche médicale et les enseignements paramédicaux. »

Article 5

« Les membres du personnel médical et scientifique...exercent conjointement les fonctions universitaire et hospitalière. »

La voie était ainsi clairement ouverte ; il s'agissait de regrouper les hommes et les moyens et de confier l'enseignement à ceux qui dispensaient les soins dans les pôles d'excellence où se pratiquait simultanément la recherche au plus haut niveau.

Sous l'éclairage des années 1990, le cadre ainsi défini conserve toutes ses potentialités. Peut-être faut-il cependant s'interroger sur les conséquences de la diversification des problèmes de santé.

Au risque d'être excessifs, nous serions tentés de dire que c'est la mission de soins qui est la plus gratifiante. Quoi de plus noble que de sauver la vie de son prochain ? C'est bien cette mission qui ne souffre aucun retard et s'impose souvent à toutes les autres au motif que le malade n'attend pas. On a bien vu d'ailleurs la nécessité croissante de personnels affectés exclusivement aux tâches de soins conduisant à la création des carrières de praticiens hospitaliers mono-appartenants. La distorsion souvent considérable entre les besoins cliniques et pédagogiques a rendu difficile avec le temps le respect absolu de la bi-appartenance fondatrice.

La mission de recherche est, quant à elle, la plus prestigieuse. C'est elle qui permet, au travers des publications nationales et internationales, d'asseoir une notoriété. Elle est de plus facile à évaluer sur des critères objectifs éprouvés depuis longtemps dans les organismes de recherche. Peu à peu, elle est d'ailleurs devenue l'élément prépondérant dans l'appréciation des qualités des candidats à une carrière hospitalo-universitaire. Cette dérive dont on comprend les ressorts nous semble cependant, en l'état actuel des choses, comporter quelques inconvénients. Elle conduit les candidats éventuels à sacrifier beaucoup de leur temps à cette activité, au risque de délaisser les malades, et à perdre de vue leur fonction essentielle de soignant. Elle place souvent les médecins dans une situation de pseudo-concurrence avec des étudiants issus du cursus purement scientifique et laisse planer une ambiguïté sur la priorité des efforts à consentir. On ne peut raisonnablement assumer des tâches cliniques accaparantes avec contraintes de gardes d'urgence en préparant aussi une thèse de sciences, sauf à observer une période sabbatique consacrée à la seule recherche. En tout état de cause, il nous semble inapproprié de juger sur les mêmes critères les futurs cliniciens et les futurs fondamentalistes, comme il nous semble excessif de conditionner la candidature éventuelle à un concours hospitalo-universitaire à la seule obtention d'une « habilitation à diriger les recherches » (HDR).

Enfin, la mission d'enseignement est celle qui est généralement la moins considérée. Paradoxalement, elle est la parente pauvre alors que c'est pourtant le titre de professeur qui confère le prestige et l'appartenance à l'université et conditionne carrière et émoluments pour les bi-appartenants. On entend certes regretter que l'évaluation des qualités pédagogiques des enseignants soit difficile à réaliser et trop sujette à caution pour constituer un critère majeur de recrutement, mais on en reste là. La réalité est qu'en dehors d'un exposé de trente minutes qui est loin d'être déterminant lors des concours de maître de conférences des universités et de professeur des universités, à aucun moment l'aptitude à donner des cours n'est appréciée pour les futurs enseignants, ce qui est un comble.

En clair, il faut probablement s'orienter vers un partage des missions, soit à titre définitif par des choix délibérés, soit pour des périodes données. Après tout, exercer les responsabilités de coordonnateur de département hospitalier, de chef de service, de responsable d'enseignement au niveau régional pour une spécialité, ou de directeur d'unité de recherches sont des fonctions qui s'accommodent mal de l'accumulation des tâches diverses.

Sans davantage entrer dans le détail, nous pensons nécessaire de s'orienter vers les mesures suivantes.

- Une procédure sélective pour l'exercice des fonctions d'assistant des hôpitaux, c'est cette procédure, concours ou formule plus moderne, qui devrait devenir la porte d'entrée éventuelle de la future carrière hospitalo-universitaire en lieu et place de l'internat d'antan. Elle pourrait être présentée trois fois, une fois l'internat validé, et devrait être nationale selon des modalités à préciser.

- Le cursus ultérieur devrait très vite être différencié entre futurs cliniciens et fondamentalistes. Une telle différenciation exige évidemment la mise en place de passerelles qui permettraient à tout moment de changer de filière au terme de périodes sabbatiques de reconversion. Elle exige également que soit parfaitement redéfinie la notion de recherche clinique qui doit rester confiée aux cliniciens. On peut s'interroger sur le cursus scientifique parallèle imposé de plus en plus aux futurs hospitalo-universitaires, de la maîtrise à la thèse en passant par le DEA et qui paraît à beaucoup comme un peu excessif et inapproprié. Outre le fait qu'il rend souvent les facultés de médecine dépendantes des facultés des sciences pour leur propre cursus, il entretient une ambiguïté qu'il ne nous semble pas souhaitable de maintenir. C'est l'une des raisons qui nous font proposer des cursus de troisième cycle non-soignant dans les nouvelles universités de santé.

- La présentation des concours de MCU-PH et PU-PH devrait prendre en compte selon des coefficients variables en fonction de la spécialité, l'habilitation à diriger des recherches (HDR), l'habilitation à donner un enseignement et une formation, et la réalité des services rendus dans le cadre des soins.

- Enfin, tout au long de la carrière, il faut donner davantage d'importance à la mobilité pour la promotion éventuelle et accepter la mise en place d'une réelle évaluation liée d'ailleurs aux procédures d'accréditation. De même, il nous semblerait utile d'imaginer un système souple de valence permettant à chacun, selon ses aspirations, ses compétences et les besoins exprimés de consacrer davantage de temps à telle ou telle activité pendant une période donnée. Par exemple, il ne nous paraît pas sain que les praticiens hospitaliers – et en principe purement hospitaliers – soient chargés de cours, qu'ils sont d'ailleurs souvent les mieux à même de donner, sans aucune contrepartie.

On l'aura compris, sur un fond d'exigences liées au niveau de responsabilités requis, il nous semble indispensable d'introduire une très grande souplesse qui, si elle s'appuie sur une rigueur d'évaluation, peut être la garante d'une plus grande équité et d'une meilleure efficacité.

Bien sûr les réflexions pourraient se multiplier à l'envi sur ce thème sans pour autant impliquer des modifications importantes ou des réorientations contraignantes. Soyons clairs : ceux qui occupent aujourd'hui les places prestigieuses et sont considérés comme l'élite, sont-ils prêts à accepter une remise en cause d'un système dans lequel ils ont réussi et dont ils assurent le contrôle ? Notre avis est sans ambiguïté : il faut très largement repenser un système qui a magnifiquement contribué au renom et à la qualité de la médecine française, mais qui doit aujourd'hui être renouvelé.

Conclusion générale

La politique de santé représente aujourd'hui l'un des enjeux majeurs pour notre société. L'acuité de la question de la maîtrise des dépenses de santé conduit souvent à n'entreprendre que des réformes d'ordre financier et budgétaire, or, les facteurs d'accroissement de ces dépenses sont multiples et leurs mécanismes sont quelquefois intriqués. Parmi les sujets auxquels on parvient inévitablement, quand il s'agit de proposer une réforme du système de soins et de son financement, la formation initiale et continue des médecins occupe une place essentielle. On s'intéresse de plus en plus au lien direct entre la qualité de la formation médicale et la qualité des soins dispensés, en termes d'efficacité mais aussi de coût.

Pour nous, la formation des médecins doit être largement repensée, tant dans la forme que dans le fond. Elle doit d'abord prendre en compte les évolutions prodigieuses des dernières décennies dans le domaine de la sociologie, des connaissances scientifiques et de la technologie. Elle doit aussi s'intégrer dans le vaste champ de la santé qu'il convient de rassembler autour d'un concept homogène.

Les réformes que nous proposons s'inscrivent dans une action au long cours qu'il faut très vite entreprendre pour permettre à notre pays de garder une médecine de qualité au service de tous, en restant à la pointe des avancées médicales et en conservant un système de protection sociale fondé sur la solidarité et la liberté.

De notre point de vue, il s'agit d'un des défis politiques majeurs de cette fin de siècle.

Composition : NORD COMPO
N° d'éditeur – 10340
Imprimé par Jouve, 18, rue Saint-Denis, 75001 PARIS
N° 250250F – Dépôt légal : Octobre 1997